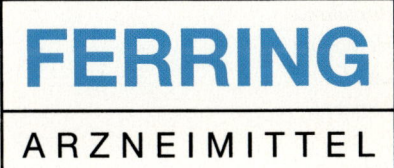

Springer

Berlin
Heidelberg
New York
Barcelona
Hongkong
London
Mailand
Paris
Tokio

Jürgen Stein · Axel Dignass
(Hrsg.)

Chronisch entzündliche Darmerkrankungen

Ätiopathogenetische und differentialdiagnostische Aspekte intestinaler Infektionskrankheiten

Geleitwort von E. F. Stange

Mit 28 Abbildungen, davon 13 in Farbe und 25 Tabellen

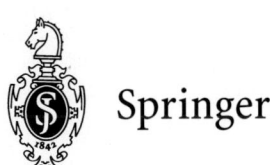 Springer

Professor Dr. Dr. Jürgen Stein
Universitätsklinikum Frankfurt am Main
Medizinische Klinik II
Theodor-Stern-Kai 7
60590 Frankfurt/Main

Priv.-Doz. Dr. Axel Dignass
Universitätsklinikum der Humboldt-Universität
Universitätsklinikum Charité
Virchow-Kliniken, Medizinische Klinik
mit Schwerpunkt Hepatologie und Gastroenterologie
Augustenburger Platz 1
13353 Berlin

ISBN 3-540-42509-8 Springer-Verlag Berlin Heidelberg New York

Die Deutsche Bibliothek – CIP Einheitsaufnahme
Chronisch entzündliche Darmerkrankungen : ätiopathogenetische und differentialdiagnostische Aspekte intestinaler Infektionskrankheiten / Hrsg.: Jürgen Stein ; Axel Dignass. – Berlin ; Heidelberg ; New York ; Barcelona ; Hongkong ; London ; Mailand ; Paris ; Tokio : Springer, 2001
  (Gastroenterologie update)
  ISBN 3-540-42509-8

Springer-Verlag ist ein Unternehmen der BertelsmannSpringer Science+Business Media GmbH
http://www.springer.de
© Springer-Verlag Berlin Heidelberg 2001
Printed in Germany

Herstellung: PROEDIT GmbH, Heidelberg
Umschlaggestaltung: design & production, Heidelberg
Satz: Zechner Datenservice + Druck, Speyer

Gedruckt auf säurefreiem Papier   SPIN: 10849757   18/3130 hs – 5 4 3 2 1 0

Geleitwort

Die Expertenrunde befasste sich in diesem Jahr mit dem Stellenwert intestinaler Infektionen in der Differentialdiagnose chronisch entzündlicher Darmerkrankungen.

Führende Referenten behandelten die intestinalen Infektionen von Salmonellen, Campylobacter, Yersinien über die Mykobakterien zu enteropathogenen E. coli, intestinalen Mykosen sowie parasitären Infektionen. Ein weiterer Themenblock waren die atypischen Kolitiden, von der Diversionskolitis über die neutropene Kolitis zur collagenen/lymphozytären Kolitis und der ischämischen Kolitis. In einem abschließenden Themenblock wurden die differentialdiagnostischen Strategien bei CED Entzündungen vs. Infektionen erarbeitet, wobei mikrobiologische, histologische, laborchemische und bildgebende Verfahren diskutiert wurden.

Es sind immer die Außenseiterthemen, die wissenschaftlich besonders interessant sind. Dies bestätigte sich auch bei dieser Veranstaltung, die aus dem üblichen Rahmen der Symposien zu chronisch entzündlichen Darmerkrankungen positiv herausstach.

Es ist ein besonderes Verdienst von Herrn PD Dr. Dignass und von Prof. Stein, diese Tagung nicht nur organisiert, sondern schließlich auch die wichtigsten Aspekte in einem Kongressband als Herausgeber zusammengefasst zu haben. Wegen der Bedeutung komplizierender Infektionen bei CED-Patienten wird diese Übersicht nicht nur für Spezialisten hilfreich sein.

Prof. Dr. med. E. F. STANGE

Vorwort

Die Ätiologie der chronisch entzündlichen Darmerkrankungen Morbus Crohn und Colitis ulcerosa ist trotz zahlreicher neuer wissenschaftlicher Erkenntnisse in den letzten Jahren weiterhin ungeklärt. Mit einer Prävalenz von 1:700 bis 1:500 in Mitteleuropa sind beide Erkrankungen nicht selten, dennoch betreuen die meisten Ärzte nur wenige Patienten mit chronisch entzündlichen Darmerkrankungen. Aufgrund dieser zum Teil begrenzten ärztlichen Erfahrung und der Vielgestaltigkeit des klinischen Bildes chronisch entzündlicher Darmerkrankungen erfolgt eine definitive Diagnosestellung häufiger verzögert. Dies trifft insbesondere für die Erstmanifestation einer chronisch entzündlichen Darmerkrankung zu, da die Leitsymptome Durchfall, Blutbeimengungen beim Stuhlgang und abdominelle Schmerzen bei zahlreichen Differentialdiagnosen als Leitsymptom auftreten können. Hierzu zählen unter anderem so häufige Differentialdiagnosen wie das Colon irritabile, aber auch das große Spektrum infektiös bedingter Durchfallerkrankungen.

Nachdem sich im Jahr 2000 eine Expertenrunde erstmals in Garmisch-Partenkirchen getroffen hatte, um die aktuellen Standards in der Therapie der chronisch entzündlichen Darmerkrankungen einschließlich ihrer extraintestinalen Manifestationen zu diskutieren, kam diese Expertenrunde erneut vom 16. bis 18. März 2001 in Wyk auf Föhr zusammen, um die aktuelle Situation und neue Erkenntnisse in der Differentialdiagnostik bei Patienten mit chronisch entzündlichen Darmerkrankungen zu diskutieren. Der Schwerpunkt der Vorträge und Diskussionen lag dabei insbesondere in der differentialdiagnostischen Abgrenzung chronisch entzündlicher Darmerkrankungen gegenüber intestinalen Infektionen. Neben der Diskussion der wichtigsten differentialdiagnostisch relevanten intestinalen Infektionen war es ein Hauptanliegen der Organisatoren, differentialdiagnostische Strategien zur Unterscheidung zwischen infektiöser und chronisch entzündlicher Darmerkrankung kritisch zu erörtern.

Die Herausgeber möchten wiederum den Beitragsautoren danken, dass sie so bereitwillig und kurzfristig ihre Vorträge als publikationswürdige Manuskripte zur Verfügung gestellt haben. Die Beiträge dieses Bandes stellen in komprimierter Form die Informationen und Erkenntnisse der Expertenrunde einem weiteren fachlich interessierten Kreis zur Verfügung. Das Buch richtet sich in gleicher Weise an den in der Klinik und Praxis tätigen Internisten und Gastroenterologen wie auch an Allgemeinmediziner und Chirurgen sowie alle Ärzte, die Patienten mit chronisch entzündlichen Darmerkrankungen betreuen. Weitere Informationen zu den verschiedenen Themen können zusätzlich den umfangreichen Literaturverzeichnissen entnommen werden.

Die Herausgeber danken besonders der Firma Ferring Arzneimittel GmbH für die großzügige Unterstützung der Diskussionsrunde und Erstellung dieses Buches. Dank gebührt auch dem Springer Verlag, insbesondere Frau Hanna Hensler-Fritton, für die reibungslose und konstruktive Zusammenarbeit bei der Erstellung des vorliegenden Buches sowie Frau Gabi Lüdemann für die zügige Überarbeitung der Manuskripte und Erstellung des Sachverzeichnisses. Nur so war die zeitnahe und somit aktuelle Publikation der Vortragsmanuskripte möglich geworden.

Berlin und Frankfurt am Main,   JÜRGEN STEIN
im Juli 2001   AXEL DIGNASS

Inhaltsverzeichnis

TEIL IV
Intestinale Infektionen

Mitarbeiterverzeichnis

BISCHOFF, S. C., Priv.-Doz. Dr.
Medizinische Hochschule Hannover
Zentrum Innere Medizin
Abt. für Gastroenterologie und Hepatologie
Carl-Neuberg-Str. 1, 30625 Hannover

BRODT, H. R., Priv.-Doz. Dr.
Universitätsklinikum Frankfurt am Main
Medizinische Klinik III
Theodor-Stern-Kai 7, 60590 Frankfurt/M.

DIETRICH, Ch. F., Priv.-Doz. Dr.
Universitätsklinikum Frankfurt am Main
Medizinische Klinik II
Theodor-Stern-Kai 7, 60590 Frankfurt/M.

EMMRICH, J., Prof. Dr.
Universität Rostock
Klinik für Innere Medizin
Abt. für Gastroenterologie
Ernst-Heydemann-Str. 6, 18057 Rostock

FRIEDRICH, A., Dr.
Universitätsklinikum Münster
Institut für Hygiene
Robert-Koch-Str. 41, 48129 Münster

GÖK, M., Dr.
FERRING Arzneimittel GmbH
Wittland 11, 24109 Kiel

GÖKE, M., Dr.
Medizinische Hochschule Hannover
Zentrum Innere Medizin
Abt. für Gastroenterologie und Hepatologie
Carl-Neuberg-Str. 1, 30625 Hannover

HERBAY, A. v., Priv.-Doz. Dr.
    Pathologisches Institut
    Universitätsklinikum
    Im Neuenheimer Feld 220, 69120 Heidelberg
HOFFMANN, P., Dr.
    Klinikum der Ruhr Universität Bochum
    Medizinische Klinik I
    St. Josef Hospital
    Gudrunstraße 56, 44791 Bochum
LUDWIG, D., Prof. Dr.
    Medizinische Klinik I
    Bereich Gastroenterologie
    Medizinische Universität zu Lübeck
    Ratzeburger Allee 160, 23538 Lübeck
OELSCHLEGEL, L., Dr.
    FERRING Arzneimittel GmbH
    Wittland 11, 24109 Kiel
RATH, H., Dr.
    Universitätsklinikum Regensburg
    Klinik und Poliklinik für Innere Medizin I
    Franz-Josef-Strauß-Allee 1, 93053 Regensburg
SCHEPPACH, W., Prof. Dr.
    Universitätsklinikum Würzburg
    Abteilung für Gastroenterologie
    Josef-Schneider-Str. 2, 97080 Würzburg
SEIBOLD, F., Priv.-Doz. Dr.
    Universität Bern
    Medizinische Klinik
    Abt. für Gastroenterologie
    Freiburgstr. 4, 3010 Bern, Schweiz
ZEEH, J. M., Priv.-Doz. Dr.
    Universitätsklinikum Essen
    Zentrum Innere Medizin
    Abt. für Gastroenterologie und Hepatologie
    Hufelandstr. 55, 45122 Essen

TEIL I

Atypische Kolitiden

KAPITEL 1

Divertikulitis und Diversionskolitis

W. Scheppach

Divertikulitis

Die Divertikulose, überwiegend lokalisiert im Sigma bzw. linken Kolon, geht auf einen verminderten Anteil von Ballaststoffen in der Nahrung des Europäers und Nordamerikaners zurück (s. folgende Übersicht). Die Prävalenz in den Industriestaaten ist außerordentlich hoch: 5–10% der Personen jenseits des 45. Lebensjahres und fast 80% derjenigen jenseits des 85. Lebensjahres haben Kolondivertikel (Rodkey u. Welch 1965). Das so genannte falsche Divertikel bildet sich infolge erhöhter intraluminaler Drücke bei vermehrter Stuhlviskosität aus. Es kommt zur Hernierung der Kolonmukosa durch die Schichten der Darmwand an der Gefäßeintrittsstelle (Locus minoris resistentiae). Der inverse Zusammenhang zwischen Ballaststoffverzehr und dem Risiko einer symptomatischen Divertikelkrankheit wurde jüngst in einer Auswertung der Health Professionals' Study an 48.000 Männern bestätigt (Aldoori et al. 1994). Hiervon muss die rechtsseitige Divertikulose unterschieden werden, die bei Asiaten gehäuft auftritt und offensichtlich anderen pathophysiologischen Regeln folgt (Markham u. Li 1992).

Ballaststoffhypothese und Pathogenese der Divertikulose

▶ Linksseitige Divertikulose häufig in Europa/Nordamerika (Ballaststoffverzehr niedrig) und selten in Afrika (Ballaststoffverzehr hoch; Burkitt 1976)
▶ Ballaststoffverzehr korreliert negativ mit Prävalenz der Divertikulose in einer ethnisch homogenen Population (Aldoori et al. 1994)
▶ Divertikulose bei Vegetariern seltener als bei Nichtvegetariern (Gear et al. 1979)
▶ Divertikulose häufiger bei ballaststoffarm gefütterten Ratten (Fisher et al. 1985)
▶ Ballaststoffverzehr vermindert die mit der Divertikulose assoziierten Symptome (Brodribb 1976)

Die Divertikulitis als Komplikation der Divertikulose entwickelt sich in höchstens 20% der Fälle. Sie geht am ehesten auf eine Retention von eingedicktem Stuhl („Fäkolith") mit konsekutiver koprostatischer Drucknekrose der Schleimhaut, Durchwanderung von Darmbakterien und Ausbildung von Mikroabszessen zurück. Je nach Fähigkeit der Umgebungsstrukturen, den Entzündungsfokus einzugrenzen, entsteht eine umschriebene Perikolitis (Stadium I nach Hinchey), ein ausgedehnter perikolischer Abszess (Stadium II), eine lokale oder diffuse Peritonitis (Stadium III: eitrige Peritonitis; Stadium IV: kotige Peritonitis; Hinchey et al. 1978). Daneben können narbige Schrumpfungsprozesse bei ausheilender Entzündung einen stenosierenden Pseudotumor verursachen, der von einem Sigmakarzinom klinisch nicht unterscheidbar ist und zur Resektion zwingt.

Diagnose

Diagnostisch führend sind Schmerzen im linken unteren Quadranten des Abdomens („Linksseitenappendizitis"); eine Ausstrahlung in die suprapubische Region ist möglich. Schmerzen können von veränderten Stuhlgewohnheiten (Diarrhöe, Obstipation) oder – aufgrund der Nachbarschaft zu den Harnwegen – von Dysurie und Pollakisurie begleitet sein. Bei der körperlichen Untersuchung finden sich ein lokaler Druckschmerz und möglicherweise eine Resistenz im mutmaßlichen Sigmabereich. Die Abwehrspannung hängt von der Ausbreitung der Entzündung in peritoneale Strukturen ab; bei älteren und immunsupprimierten Patienten spiegeln die (möglicherweise geringen) Beschwerden oft nicht das volle Ausmaß der Entzündung wider. Blutungen aus entzündeten Divertikeln in das Kolonlumen sind selten. Die Blutwerte reflektieren unspezifisch den Entzündungsprozess (Leukozytose mit Linksverschiebung, BSG-Beschleunigung, CRP-Anstieg). Bei den bildgebenden Verfahren bildet die Computertomographie den Goldstandard der Divertikulitisdiagnostik; die Sensitivität wird mit 93% angegeben (Cho et al. 1990). Sie kann Darmwandverdickungen, Abszesse und Umgebungsreaktionen sicher und nichtinvasiv nachweisen. Der abdominellen Sonographie kommt eher die Rolle der Verlaufbeobachtung unter konservativer Therapie zu; aufgrund der bekannten Untersucherabhängigkeit können die guten Daten der CT nur an sonographisch spezialisierten Zentren erreicht werden (Vogt u. Schölmerich 1996). Die native Röntgenaufnahme des Abdomens in Linksseitenlage gibt in lediglich 30–50% der Fälle unspezifische Hinweise auf einen pathologischen Prozess im linken Unterbauch (Darmspiegel, Weichteilraumforderung, evtl. Pneumoperitoneum (McKee et al. 1993); ihre Anfertigung ist jedoch beim akuten Abdomen stets angezeigt. Der Röntgenkontrasteinlauf ist der CT-Diagnostik eindeutig unterlegen und gibt hinsichtlich der Divertikulitisdiagnostik keine wegweisenden Zusatzinformationen (Ferzoco et al. 1998). Endoskopische Maßnahmen sollten im akuten Entzündungsschub unterlassen werden; im symptomfreien Intervall liegt die Wertigkeit der Koloskopie in der differentialdiagnostischen Abgrenzung zum Sigmakarzinom.

Therapie

Die Behandlung der Divertikulitis ruht auf drei Säulen: antibiotische Therapie, perkutane Drainage von Abszessen und operative Entfernung des divertikeltragenden Darmabschnitts. Die Gabe von Antibiotika (z. B. Cephalosporin der dritten Generation in Kombination mit Metronidazol) ist ausreichend bei unkomplizierter Entzündung. Bei größeren (Durchmesser >5 cm) perikolischen Abszessen wird zur computertomograpisch oder sonographisch gesteuerten Drainage geraten, um den Entzündungsprozess mit relativ geringer Invasivität zum Abklingen zu bringen. Ziel dieser Vorgehensweise ist es, die eventuell erforderliche Operation als Elektiveingriff mit primärer End-zu-End-Anastomose und nicht als Notfalleingriff mit Diskontinuitätsresektion durchzuführen. Bei Peritonitis ist die primäre operative Sanierung des Entzündungsfokus unumgänglich (Ferzoco et al. 1998).

Nach primär konservativer Divertikulitistherapie stellt sich die Frage der Operation im symptomfreien Intervall (s. folgende Übersicht). Dabei ist die Studienlage zu Divertikulitisrezidiven inkonsistent; Rezidivraten von 5–40% werden in der Literatur genannt. Manche Autoren empfehlen die primäre Sigmaresektion bei Immunsupprimierten und Personen unter 40 Jahren; bei letzteren verlaufen die Divertikulitisschübe oft heftig. Auch bei Vorliegen eines entzündlichen Sigmatumors sollte die Resektion angestrebt werden, da das Karzinom nur am Resektat sicher ausgeschlossen werden kann. Bei allen anderen Patienten ist eine individuelle Entscheidung zu treffen, wobei nach Vorliegen neuerer Daten die Entscheidung häufiger zugunsten des operativen Vorgehens fallen sollte (Elliott et al. 1997). Eine ballaststoffreiche Diät oder die Gabe eines Ballaststoffsup-

plements (z. B. Plantago ovata) vermindert die mit der Divertikulose assoziierten Beschwerden (Abdominalschmerzen, Obstipation, Meteorismus;
Brodribb 1977); unklar ist, ob auch Divertikulitisschübe durch Änderungen der Ernährungsweise verhindert werden können.

**Elektivoperation nach konservativer Divertikulitistherapie –
Pro und Contra**

► Pro:
- Divertikulitisrezidiv in einigen Studien bei 30–40% der Fälle
- Beschwerdepersistenz in bis zu 70% der Fälle, nach Operation weniger
häufig
- Kollektive mit hohem Rezidivrisiko: immunsupprimierte Patienten,
jüngere Patienten (<40 J.)
- Bei entzündlichem Sigmatumor: Karzinomausschluss nur am Resektat
möglich
- Letalität bei Elektivoperationen gering
► Contra:
- Divertikulitisrezidiv in einigen Studien bei nur 5% der Fälle
- Notfalleingriffe beim Divertikulitisrezidiv selten erforderlich

Diversionskolitis

Im Jahre 1981 beschrieben Glotzer, Glick und Goldman eine neue Form
der Kolitis/Proktitis, die nach chirurgischer Ableitung des Darminhalts
("Diversion") über ein Kolostoma/Ileostoma in dem aus der Darmpassa-
ge ausgeschalteten Kolon/Rektum entsteht (Glotzer et al. 1991; Abb. 1.1).
Bei fast allen der auf diese Art operierten Patienten entwickelt sich eine
Diversionskolitis und verschwindet spontan nach Wiederherstellung der
Darmpassage. Diese Beobachtung lässt vermuten, dass die Ableitung des
Darminhalts mit der Auslösung der Diversionskolitis in kausalem Zusam-
menhang steht. Bislang ist pathophysiologisch nicht erklärbar, warum andere entzündliche Darmerkrankungen durch die Ableitungsoperation in
ihrem Verlauf beeinflusst werden. So kommt es bei präexistentem
M. Crohn im neoterminalen Ileum bei Ausschaltung aus der Darmpassage zum Rückgang der Entzündung (Rutgeerts et al. 1991; Winslet et al.
1993). Nach Reanastomosierung oder Irrigation mit Darminhalt werden
Crohn-Rezidive beobachtet (D'Haens et al. 1998). Bei Kollagenkolitis

Abb. 1.1. Anatomischer Situs bei Diversionskolitis: Entzündung im ausgeschalteten Darmsegment (hier: Rektumstumpf nach Hartmann-Operation)

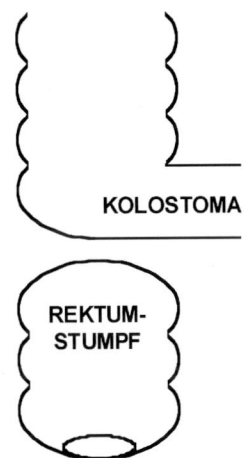

nimmt die Dicke des submukosalen Kollagenbandes nach der Ableitungsoperation signifikant ab; auch hier führt die Reanastomosierung zum Rezidiv (Jarnerot et al. 1995). Weiterhin wurden Fälle mitgeteilt, bei denen die Ableitungsoperation zur Ausbildung einer Colitis ulcerosa im vorgeschalteten, d. h. nichtexkludierten Kolonabschnitt führte (Lim et al. 1999).

Im exkludierten Kolon/Rektum kommt es zu einer messbaren Änderung des inneren Milieus. Die Bakterienflora verschiebt sich von den strikten Anaerobiern (Eubakterien, Bifidobakterien) hin zu fakultativ anaeroben Enterobakterien (Neut et al. 1989). Auch nitratreduzierende Bakterien sind signifikant vermehrt, verglichen mit den Verhältnissen im nichtexkludierten Rektum (Neut et al. 1997). Die luminale Konzentration kurzkettiger Fettsäuren (KKFS), die bei der bakteriellen Fermentation von Kohlenhydraten und Proteinen entstehen, nimmt signifikant ab. Nachdem KKFS einen trophischen Effekt auf die normale Kolon- und Rektumschleimhaut haben, kommt es bei KKFS-Mangel zur Atrophie der Mukosa mit verminderter Epithelproliferation. Auch die resorptive Kapazität der Schleimhaut für Natriumionen sinkt signifikant ab (Roediger u. Rae 1982). Die Veränderungen an der Kolon- bzw. Rektummukosa sind bei Irrigation mit KKFS reversibel (Mortensen et al. 1991; Kissmeyer-Nielsen et al. 1995). Nach Roedigers Hypothese kommt es bei einer Defizienz an luminalen Nährstoffen – über die Schleimhautatrophie hinaus – zur Störung der Epithelbarriere und Ausbildung einer Kolitis (Roediger 1990); dieser und andere Erklärungsversuche sind unbewiesen.

Diagnose

In variablem Zeitintervall nach der Ausschaltungsoperation kommt es bei allen Patienten zu entzündlichen Schleimhautveränderungen, die jedoch nur in etwa 50% der Fälle Beschwerden verursachen. Symptome der Erkrankung schließen krampfartige Abdominalschmerzen, Absonderungen von Schleim und nichtanämisierende Blutungen ein. Diese Krankheitszeichen sind zwar überwiegend mild, belästigen den Patienten jedoch erheblich. Endoskopisch finden sich uncharakteristische Schleimhautveränderungen (Ödem, Erythem, Granularität, Ulzerationen, vermehrte Vulnerabilität), die an eine milde Colitis ulcerosa erinnern. Die histologischen Kennzeichen umfassen Kryptenabszesse, Granulome und eine follikuläre lymphatische Hyperplasie, eine Architekturstörung der Krypten wird vermisst (Agarwal u. Schimmel 1989; Hague et al. 1993; Ma et al. 1990). Auch hinsichtlich der histologischen Kriterien steht die Diversionskolitis in Nachbarschaft zur Colitis ulcerosa.

Therapie

Derzeit existiert keine konservative Therapiemodalität (systemisch, topisch), deren Wirksamkeit durch klinische Studien abgesichert wäre. Verschiedene Behandlungsansätze wurden vom Indikationsgebiet der chronisch-entzündlichen Darmerkrankungen übernommen und in Fallberichten dokumentiert (Tabelle 1.1). Ausgehend von Roedigers Hypothese des luminalen Substratdefizits als Ursache der Diversionskolitis wurden

Tabelle 1.1. Ansätze einer topischen Therapie bei Diversionskolitis

Autor	Intervention
Triantafillidis et al. 1991	Kortikosteroide
Tripodi et al. 1992	5-Aminosalicylsäure
Lai et al. 1997	
Harig et al. 1989	Kurzkettige Fettsäuren
Guillemot et al. 1991	
Duisters et al. 1993	
Schauber et al. 2000	

Tabelle 1.2. Rektale Anwendung von kurzkettigen Fettsäuren (KKFS) bei Diversionskolitis

Autoren	Intervention	Ergebnis
Harig et al. 1989	Acetat 60 mM, Propionat 30 mM, Butyrat 40 mM, vs. NaCl (Kontrolle, Crossoverdesign, n=5)	Klinischer, endoskopischer, histologischer Rückgang der Entzündung unter KKFS für 2 Wo., nicht unter NaCl
Guillemot et al. 1991	Acetat 60 mM, Propionat 30 mM, Butyrat 40 mM (n=7), vs. NaCl (Kontrolle, n=6)	Kein Unterschied zwischen den Gruppen nach 2 Wo.
Duisters et al. 1993	Acetat 60 mM, Propionat 30 mM, Butyrat 40 mM (n=11), vs. NaCl (Kontrolle, n=10)	Kein Unterschied zwischen den Gruppen nach 12 Wo.
Schauber et al. 2000	Acetat 80 mM, Propionat 30 mM, Butyrat 40 mM, vs. NaCl (Kontrolle, Crossoverdesign, n=9)	Kein Unterschied zwischen den Gruppen nach 3 Wo.

klinische Studien mit kurzkettigen Fettsäuren durchgeführt (Tabelle 1.2; Scheppach et al. 1997). In der Erstpublikation von Harig et al. (1989), wurde eine antientzündliche Wirkung beschrieben, die von Plazebo signifikant unterschiedlich war; drei Folgestudien verliefen demgegenüber negativ (Guillemot et al. 1991; Duisters et al. 1993; Schauber et al. 2000). Einschränkend ist anzumerken, dass die genannten Untersuchungen an kleinen und heterogenen Patientenkollektiven durchgeführt wurden. Es bleibt festzuhalten, dass derzeit allein die chirurgische Wiederherstellung der Darmkontinuität den Entzündungsprozess zu terminieren vermag. Dem Wunsch des Operateurs, vor der Reanastomosierung suffizient antiinflammatorisch zu behandeln, kann somit in der Regel nicht Rechnung getragen werden.

Literatur

Agarwal VP, Schimmel EM (1989) Diversion colitis: a nutritional deficiency syndrome? Nutr Rev 47:257–261

Aldoori WH, Giovannucci EL, Rimm EB, Wing AL, Trichopoulos DV, Willett WC (1994) A prospective study of diet and the risk of symptomatic diverticular disease in men. Am J Clin Nutr 60:757–764

Brodribb AJ (1977) Treatment of symptomatic diverticular disease with a high fibre diet. Lancet I:664–666

Burkitt DP (1976) A deficiency of dietary fiber may be one cause of certain colonic and venous disorders. Am J Dig Dis 21:104–8

Cho KC, Morehouse HT, Alterman DD (1990) Sigmoid diverticulitis. Diagnostic role of CT – comparison with barium enema studies. Radiology 176:111–115

D'Haens GR, Geboes K, Peeters M, Baert F, Penninckx F, Rutgeerts P (1998) Early lesions of recurrent Crohn's disease caused by infusion of intestinal contents in excluded ileum. Gastroenterology 114:262–267

Duisters MM, Briel JW, ten Kate F, Schouten WR (1993) Short-chain fatty acid irrigation in the treatment of proctitis in excluded rectal segments. Scand J Gastroenterol 28 (Suppl 197):78

Elliott TB, Yego S, Irvin TT (1997) Five-year audit of the acute complications of diverticular disease. Br J Surg 84:535–539

Ferzoco LB, Raptopoulos V, Silen W (1998) Acute diverticulitis. N Engl J Med 338:1521–1526

Fisher N, Berry CS, Fearn T, Gregory JH, Hardy J (1985) Cereal dietary fiber consumption and diverticular disease: a lifespan study in rats. Am J Clin Nutr 42:788–804

Gear JSS, Fursdon P, Nolan DJ, Ware A, Mann JI, Brodribb AJM (1979) Symptomless diverticular disease and intake of dietary fibre. Lancet I:511–514

Glotzer DJ, Glick ME, Goldman H (1991) Proctitis and colitis following diversion of the fecal stream. Gastroenterology 80:438–441

Guillemot F, Colombel JF, Neut C, Verplanck N, Lecomte M, Romond C, Paris JC, Cortot A (1991) Treatment of diversion colitis by short-chain fatty acids. Dis Colon Rectum 34:861–864

Hague S, Eisen RN, West AB (1993) The morphological features of diversion colitis. Hum Pathol 24:211–219

Harig JM, Soergel KH, Komorowski RA, Wood CM (1989) Treatment of diversion colitis with short-chain-fatty acid irrigation. N Engl J Med 320:23–28

Hinchey EJ, Schaal PGH, Richards GK (1978) Treatment of perforated diverticular disease of the colon. Adv Surg 12:85–109

Jarnerot G, Tysk C, Bohr J, Eriksson S (1995) Collagenous colitis and faecal stream diversion. Gastroenterology 109:449–455

Kissmeyer-Nielsen P, Mortensen FV, Laurberg S, Hessov I (1995) Transmural trophic effect of short chain fatty acid infusions on atrophic, defunctioned rat colon. Dis Colon Rectum 38:946–951

Lai JM, Chuang TY, Francisco GE, Strayer JR (1997) Diversion colitis: a cause of discomfort in spinal cord injury patients with colostomy. Arch Phys Med Rehabil 78:670–674

Lim AG, Langmead FL, Feakins RM, Rampton DS (1999) Diversion colitis: a trigger for ulcerative colitis in the in-stream colon? Gut 44:279–282

Ma CK, Gottlieb C, Haas PA (1990) Diversion colitis: a clinicopathologic study of 21 cases. Hum Pathol 21:429–436

Markham NI, Li AKC (1992) Diverticulitis of the right colon – experience from Hong Kong. Gut 33:547–549

McKee RF, Deignan RW, Krukowski ZH (1993) Radiological investigation in acute diverticulitis. Br J Surg 80:560–565

Mortensen FV, Hessov I, Birke H, Korsgaard N, Nielsen H (1991) Microcirculatory and trophic effects of short chain fatty acids in the human rectum after Hartmann's procedure. Br J Surg 78:1208–1211

Neut C, Colombel JF, Guillemot F et al. (1989) Impaired bacterial flora in human excluded colon. Gut 30:1094–1098

Neut C, Guillemot F, Colombel JF (1997) Nitrate-reducing bacteria in diversion colitis: a clue to inflammation? Dig Dis Sci 42:2577–2580

Rodkey GV, Welch CE (1965) Diverticulitis of the colon: evolution in concept and therapy. Surg Clin North Am 45:1231–1243

Roediger WEW, Rae DA (1982) Trophic effect of short chain fatty acids on mucosal handling of ions by the defunctioned colon. Br J Surg 69:23–25

Roediger WEW (1990) The starved colon – diminished mucosal nutrition, diminished absorption, and colitis. Dis Colon Rectum 33:858–62

Rutgeerts P, Geboes K, Peeters M, Hiele M, Penninckx F, Aerts R, Kerremans R, Vantrappen G (1991) Effect of faecal stream diversion on recurrence of Crohn's disease in the neoterminal ileum. Lancet 338:771–774

Schauber J, Bark T, Jaramillo E, Katouli M, Sandstedt B, Svenberg T (2000) Local short-chain fatty acid supplementation without beneficial effect on inflammation in excluded rectum. Scand J Gastroenterol 35:184–189

Scheppach W, Christl SU, Bartram HP, Richter F, Kasper H (1997) Effects of short-chain fatty acids on the inflamed colonic mucosa. Scand J Gastroenterol 32 (Suppl 222): 53–57

Triantafillidis JK, Nicolakis D, Mountaneas G, Pomonis E (1991) treatment of diversion colitis with 5-aminosalicylic acid enemas: comparison with betamethasone enemas. Am J Gastroenterol 86:1552–3

Tripodi J, Gorcey S, Buracoff R (1992) A case of diversion colitis treated with 5-aminosalicylic acid enemas. Am J Gastroenterol 87:645–647

Vogt W, Schölmerich J (1996) Divertikelkrankheit. Dtsch Med Wschr 121:411–415

Winslet MC, Andrews H, Allan RN, Keighley MR (1993) Fecal diversion in the management of Crohn's disease of the colon. Dis Colon Rectum 36:757–762

KAPITEL 2

Neutropene Kolitis und „Graft-versus-Host-Disease" (GvHD)

P. Hoffmann

In der Therapie maligner Erkrankungen können toxische Chemotherapien oder Bestrahlungen und deren Kombinationen zu einer akuten Schädigung des Darmepithels mit Abflachung des Epithels und bisweilen bis zum Untergang kompletter intestinaler Krypten und Atypien der Kryptenzellkerne führen. Diese Veränderungen werden klinisch manifest durch krampfartige abdominelle Schmerzen, begleitet durch wässrige Diarrhöen und Gewichtsverlust. Die akute Schädigung ist in der Regel reversibel und es kommt zu einer Normalisierung der Epithelzellschicht nach etwa 16–18 Tagen. Bei anhaltender Granulozytopenie kann es dann zu einer Sonderform einer intestinalen Entzündung, der so genannten neutropenen Kolitis kommen.

Nach konditionierender Therapie und Gabe von Fremdknochenmark bei hämatologischen Erkrankungen kann darüber hinaus eine einzigartige Erkrankung des Darms beobachtet werden, die Folge einer Auseinandersetzung von Spenderlymphozyten mit Darmgewebe ist. Diese Erkrankung, Graft-versus-Host-Disease genannt, kann in einer akuten und/oder in einer chronischen Form verlaufen, wobei vor allem die akute Form eine hohe Letalität aufweist. Die Erkrankungen sollen im Folgenden kurz skizziert werden. Für weitergehende Informationen darf auf die im Anhang angegebene weiterführende Literatur verwiesen werden.

Neutropene Kolitis

Synonym mit dem Begriff neutropene Kolitis sind die Bezeichnungen „Typhlitis" und „nekrotisierende Enterokolitis" in Gebrauch. Die Erkrankung wurde erstmals bei Kindern mit Leukämie und ausgedehnter Granulozytopenie beschrieben. Das häufigste Auftreten wird nach Zytostatikagabe beobachtet, wobei die Kolitis mit einer zeitlichen Latenz von

12–14 Tagen nach Chemotherapie eintritt. Eine Typhlitis kann allerdings auch bei anderen Erkrankungen mit Granulozytopenie, wie aplastischer Anämie, Agranulozytose, zyklischer Neutropenie, Lymphomen und anderen Tumorerkrankungen, gefunden werden. Betroffen sind vor allem das Zäkum und das Colon ascendens, weniger häufig auch das terminale Ileum. Das typische Bild sind gut demarkierte gastrointestinale Ulzerationen bei Patienten mit Granulozytopenie (Leukozytenzahl <1000/µl). Die Darmwand weist ein Ödem auf, das bisweilen nur auf die Mukosa begrenzt sein kann, und es finden sich nur wenige entzündliche Infiltrate in der Darmwand. Darüber hinaus kann es zu Nekrosen der Mukosa oder auch der gesamten Darmwand und zu Schleimhautblutungen kommen. Klinisch imponiert das Bild ähnlich wie das einer Appendizitis mit Übelkeit, Erbrechen, Durchfall, geblähtem Abdomen und diffusen oder auf den rechten unteren Quadranten lokalisierten abdominellen Schmerzen. Die Erkrankung kann sehr dramatisch mit schwerer gastrointestinaler Blutung, Perforation und Sepsis verlaufen. Die Diagnose kann vermutet werden, wenn in Zusammenhang mit einer Granulozytopenie die oben genannten Symptome auftreten. Gelegentlich lässt sich das geblähte Zäkum tasten. Ätiologisch liegt der Erkrankung vermutlich zum einen die fehlende granulozytäre Reaktion auf eine Infektion und die Mangeldurchblutung der Darmwand, bedingt durch die Distension des Zäkums, zugrunde. Diese Faktoren ermöglichen das Einwandern von Bakterien in die Darmwand, wo sie in Makrophagen und in freien Kolonien gefunden werden können. Gelegentlich finden sich zusätzlich auch submuköse Gasansammlungen. Therapeutisch stehen konservative und chirurgische Maßnahmen zur Verfügung; kontrollierte Studien zur konservativen oder primär chirurgischen Therapie liegen nicht vor. Das konservative Management der Erkrankung umfasst die Ruhigstellung des Darms durch parenterale Ernährung und eine möglichst breite antibiotische Therapie. Hinzu kommen parenteraler Flüssigkeits- und Elektrolytausgleich, die Substitution von Erythrozyten- und Thrombozytenkonzentraten und der Ausgleich von Gerinnungsstörungen. Die Stimulation der Granulozytopoese mit Wachstumsfaktoren wie G-CSF oder GM-CSF ist hilfreich, und die immunologische Erholung führt zu einer vollständigen Rückbildung der Erkrankung. Die chirurgischen Therapieoptionen bestehen in der Möglichkeit zur rechtsseitigen Hemikolektomie und im Einzelfall auch in der Anlage eines Entlastungsstomas. Einzelne Arbeitsgruppen schlagen in Einzelfällen zunächst eine diagnostische Laparoskopie vor etwaigem operativen Vorgehen vor. In einer retrospektiven Fallzusammenstellung von

178 Patienten haben Ettinghausen und Mitarbeiter (1993) eine Mortalität der Erkrankung von 48% bei 97 konservativ behandelten Patienten und eine Mortalität von 21% bei 81 primär chirurgisch behandelten Patienten beobachten können. Eine deutlich geringere Mortalität bei primär konservativ behandelten Patienten konnten Sloas und Mitarbeiter (1993) bei Kindern beobachten. So war die Mortalität 8,3% bei 21 von 24 Kindern mit einer neutropenen Kolitis, die konservativ behandelt wurden. Neben der Erhebung der Anamnese und der klinischen Untersuchung stehen mit der Abdomensonographie, der Röntgenabdomenübersichtsaufnahme und der Computertomographie des Abdomens weitere diagnostische Methoden zur Verfügung. Ziel aller Untersuchungen ist der Nachweis des distendierten Zäkums mit Wandverdickung, sonographisch zeigt sich eine echoreiche Mukosa. In der Abdomenübersichtsaufnahme finden sich eher unspezifische Veränderungen mit Zeichen eines Ileus und evtl. einer Pneumatosis interstinalis um das Zäkum herum. Darüber hinaus kann selten auch ein Mangel an Gas im rechten unteren Quadranten beobachtet werden. Die Computertomographie kann ebenfalls das erweiterte Zäkum mit einer Wandverdickung sowie eine Verdickung der Faszienblätter nachweisen. Auch ein Kolonkontrasteinlauf mit wasserlöslichem Kontrastmittel kann die verdickte und rigide Zäkalwand nachweisen. Bei dieser Untersuchung ist die Verwendung von Barium aufgrund der möglichen Perforation kontraindiziert. Die Indikation zur chirurgischen Therapie wird dann gesehen, wenn

– es zu einer anhaltenden Blutung trotz Anstiegs von Granulozyten und Thrombozyten und trotz Ausgleichs von Gerinnungsdefiziten kommt,
– eine freie Perforation vorliegt,
– es zu einer klinischen Verschlechterung unter konservativer Therapie kommt und
– keine klare Differenzierung zu anderen Erkrankungen, die eine primär chirurgische Intervention erfordern, möglich ist.

Graft-versus-Host-Disease (GvHD)

Bei der Graft-versus-Host-Disease handelt es sich um eine einzigartige Erkrankung des Magen-Darm-Traktes, die im Wesentlichen Patienten nach Knochenmarktransplantation (KMT) betrifft, selten aber auch nach Übertragung von Fremdlymphozyten im Rahmen einer nichtbestrahlten Bluttransfusion oder einer Organtransplantation (z. B. nach Leber- oder

Dünndarmtransplantation) in einen immunsupprimierten Organismus beobachtet werden kann. Man unterscheidet eine akute von einer chronischen Form, wobei die akute die größere Bedeutung für den Darmtrakt hat. Etwa 69% der Patienten nach einer KMT sind betroffen, der Magen-Darm-Trakt stellt in der Regel nur einen Teil der Erkrankung dar, die ansonsten auch Haut und Leber betreffen kann. Das Ausmaß der Organbeteiligung und die Schwere der Organschädigung korrelieren mit der Prognose der Erkrankung. Ätiologisch wird eine Interaktion der Spenderlymphozyten mit der Darmmukosa als Auslöser der Erkrankung angesehen, wobei drei Hypothesen zur Krankheitsentstehung existieren.

Die erste Hypothese, die so genannte Immundefizienz-/Superinfektionshypothese, geht von einer Interaktion der nach Knochenmarktransplantation in die Darmmukosa einwandernde Spenderlymphozyten mit den Empfängerlymphozyten aus, was konsekutiv zu einer lokalen Abwehrschwächung des Immunsystems führt und die Einwanderung von luminalen Bakterien erlaubt. Gemeinsame Antigendeterminanten auf einwandernden Bakterien und Darmepithelzellen führen schließlich durch aktivierte zytotoxische Lymphozyten zu einer Zerstörung des Darmepithels. Unterstützt wird diese Hypothese durch Untersuchungen, in denen gezeigt werden konnte, dass in der Mukosa eine Verminderung von IgA- und IgM-produzierenden Plasmazellen nach allogener Knochenmarktransplantation zu finden ist, jedoch eine normale Zahl an IgA- und IgM-produzierenden Plasmazellen nach autologer Transplantation. Darüber hinaus ist eine GvHD weniger ausgeprägt, wenn die Patienten in einem keimfreien Milieu leben. Die GvHD ist nicht Folge einer Lymphozytopenie in der Darmschleimhaut, da bei Patienten mit einer GvHD eine nahezu normale Lymphozytenpopulation in der Mukosa gefunden werden kann.

Die zweite Hypothese zur Pathogenese geht von einer direkten Interaktion der Spender-T-Lymphozyten mit den Empfängerepithelzellen aus, die über eine Interaktion zu einer Lyse der Epithelzellen führt. So konnte in Tiermodellen und bei Patienten nach Knochenmarktransplantationen eine rasche Einwanderung von Spender-T-Lymphozyten in großer Zahl in die Mukosa beobachtet werden. Elektronenmikroskopisch konnten pseudopodenartige Ausstülpungen von T-Lymphozyten in Richtung auf Empfängerepithelzellen beobachtet werden. Dabei führt die Konjugation der T-Zelle mit der Zellmembran der Zielzelle über eine Aktivierung von Lymphotoxinen zur Lyse der Targetzelle. Zusätzlich kann bei Patienten mit GvHD ein Anstieg des Quotienten aus zytotoxischen Suppressor-T-

Zellen in der Lamina propria und natürlichen Killerzellen- (NK-) Lymphozyten intraepethelial beobachtet werden.

Die dritte Vermutung zur Pathogenese der GvHD, die als „The-Innocent-Bystander"-Hypothese bezeichnet wird, geht von einer allogenen Reaktion von Spenderlymphozyten gegen Empfängerlymphozyten aus, die zu einer Freisetzung von löslichen zytotoxischen Zytokinen führt. So kann in einem Tiermodell der GvHD nach Transplantation von Knochenmark und gleichzeitiger Transplantation von dem Spenderknochenmark HLA-identischen Dünndarmepithel auch eine Schädigung des HLA-identischen Dünndarmepithels neben dem Empfängerepithel beobachtet werden, sodass nicht allein von einer direkten zytotoxischen T-Zell-vermittelten Schädigung des Dünndarmepithels ausgegangen werden kann. Darüber hinaus führt die Lymphozyteninfiltration über γ-Interferon zur Expression von MHC-Klasse-II-Antigenen auf Epithelzellen, die dann auf T-Zellen präsentiert werden können und so zu Einzelzellnekrosen führen. Möglicherweise kommt es auch zu einer Reaktivierung latenter Viruserkrankungen, die zu einer veränderten Antigenexpression auf Epithelzellen führen. Zusätzlich gibt es Hinweise, dass bei Patienten mit GvHD geringgeschädigte, differenziertere enteroendokrine Zellen in der Nachbarschaft erheblich geschädigter, weniger differenzierter Epithelzellen zu finden sind, was ebenfalls gegen eine direkte Interaktion zytotoxischer T-Zellen mit einzelnen Empfängerepithelzellen spricht.

Jede der drei Hypothesen bzw. eine Kombination der Vorgänge führt zu einer Schädigung des Darmepithels, in deren histologischem Mittelpunkt die Apoptose der Einzelzelle steht.

Typischerweise tritt die akute GvHD mit einer zeitlichen Latenz von etwa 15–20 Tagen nach Knochenmarktransplantation bei Patienten mit funktionsfähigem KM-Transplantat auf. Die Patienten präsentieren sich zunächst mit einer roten makulopapulären, stammbetonten Hauterscheinung, die zusätzlich auch die Handinnenflächen, die Ohren und die Sohlen betrifft. Es folgen krampfartige abdominelle Schmerzen und profuse Durchfälle, die eine Beteiligung des Darms anzeigen, und ein Ikterus, der die Leberbeteiligung signalisiert. Ein ausgedehnter Befall des Magen-Darm-Traktes präsentiert sich mit profusen, wässrigen, grünlich schleimigen Durchfällen, krampfartigen abdominellen Schmerzen, Übelkeit, Erbrechen und gastrointestinalen Blutungen. In der Regel nehmen die abdominellen Schmerzen nach Nahrungsaufnahme zu. Die Diarrhöen können erhebliche Ausmaße mit bis zu 10–15 l Stuhl/Tag annehmen. Über den Stuhl kommt es dabei zu starken Eiweißverlusten und konsekutiv zu einer

Verminderung der Serumeiweiße und des Serumalbumins. Nicht selten ist die GvHD des Darms mit einer Infektion vergesellschaftet. Radiologisch findet sich ein muköses oder submuköses Ödem, besonders im distalen Dünndarm. Endoskopisch zeigt sich ein vielfältiges Bild, von normaler Mukosa über eine fleckige Rötung der Schleimhaut bis hin zu einer ausgedehnten Abschilferung der Mukosa reichend. Da es sich um Veränderungen vor allem im Ileum, Zäkum und im aszendierenden Kolon handelt, können das Rektum und der obere Magen-Darm-Trakt unauffällig sein. Dennoch lohnen sich Biopsien aus der normal imponierenden Schleimhaut des Rektums, da auch hier häufig zumindest mikroskopische Veränderungen bei Vorliegen einer GvHD im mittleren Magen-Darm-Trakt gefunden werden können. Feingeweblich sind Einzelzelluntergänge (Apoptosen) in der Epithelschicht des Darms pathognomonisch für die akute GvHD. Bei fortschreitender Erkrankung kommt es zur Einbindung ganzer Krypten, zur Abflachung der Krypten, zum Auswurf ganzer Krypten und schließlich zur Abschilferung des gesamten Epithels. Ist die Mukosa einmal im Rahmen der fortgeschritteneren Erkrankung verloren, so lassen sich spezifische Veränderungen nicht mehr entdecken. Im Gegensatz zu anderen Kolitiden finden sich keine Mikroorganismen und keine entzündlichen Infiltrate. Im Dünndarm kann sich eine ulzerierte Lamina propria und eine lymphozytär und plasmazellulär infiltrierte Muskelschicht zeigen. Die Villusarchitektur ist aufgehoben und die Submukosa kann vollständig dem Darminhalt exponiert sein.

Bei chronischer GvHD, die mit einer zeitliche Latenz von etwa 100 Tagen nach Knochenmarktransplantation auftritt, handelt es sich eher um chronische, autoimmun assoziierte Veränderungen mit schweren Schluckstörungen bei narbigen Veränderungen im Bereich des Ösophagus. Auch ausgedehnte narbige Veränderungen des Dünndarms sind beschrieben. Die chronische GvHD geht in etwa 10% der Fälle aus einer akuten GvHD hervor. Die Therapie ist die forcierte Immunsuppression, beginnend üblicherweise mit Kortikosteroiden, Cyclosporin, Methotrexat oder spezifischer mit Antithymozyten-Globulin (ATG) und/oder Anti-Lymphozyten-Antikörpern, die vor allem gegen zytotoxische T-Lymphozyten gerichtet sind. Ausblicke in der Therapie der akuten GvHD ist die Neutralisation von proinflammatorischen Zytokinen wie Tumornekrosefaktor α durch monokonale Antikörper bzw. die Inhibition der TNF-α-Synthese (beispielsweise durch Phosphordiesterasehemmer oder Thalidomid). Auch die Gabe von Interleukin 11, das im Tiermodell in der Behandlung der GvHD erfolgreich getestet wurde, führt zu einer Besserung durch Verschiebung des T-Helferzell-Subtypquotienten aus TH1/TH2-Zellen in Richtung auf TH2-positive Zellen und induziert damit vermutlich eine Toleranz. Darüber hinaus sind in Studien Untersuchungen zur Inhibition der Spenderlymphozytenaktivierung, beispielsweise durch Tresperismus, das zu einer Posttransplantationsanergie führt, oder durch Copaxone, das die MHC-Klasse-II-Antigenpräsentation inhibiert, im Gange. Antikörper gegen T-Zellepitope (z. B. Daclizumab) führen in etwa 47% der Fälle bei kortisonrefraktärer GvHD zu einer kompletten Remission. Nach vorliegenden Ergebnissen können diese Antikörper nicht prophylaktisch eingesetzt werden, sondern nur im Falle einer bereits eingetretenen akuten GvHD. Auch die Inhibition von Effektorzellvermehrung, beispielsweise durch Rapamycin, wird derzeit evaluiert.

Literatur

Asai O, Longo DL, Tian ZG, Hornung RL, Taub DD, Ruscetti FW, Murphy WJ (1998) Suppression of graft-versus-host disease and amplification of graft-versus-tumor effects by activated natural killer cells after allogeneic bone marrow transplantation. J Clin Invest 101:1835–1842

Asplund S, Gramlich TL (1998) Chronic mucosal changes of the colon in graft-versus-host disease. Mod Pathol 11:513–515

Baker KS, Allen RD, Roths JB, Sidman CL (1995) Kinetic and organ-specific patterns of cytokine expression in acute graft-versus-host disease. Bone Marrow Transplant 15:595–603

Blijlevens NM, Donnelly JP, De Pauw BE (2000) Mucosal barrier injury: biology, pathology, clinical counterparts and consequences of intensive treatment for haematological malignancy: an overview. Bone Marrow Transplant 25:1269–1278

Brown GR, Lindberg G, Meddings J, Silva M, Beutler B, Thiele D (1999) Tumor necrosis factor inhibitor ameliorates murine intestinal graft- versus-host disease. Gastroenterology 116:593–601

Clark R (1995) Neutropenic colitis (typhlitis). Cancer Control 2:522

Donnelly LF, Morris CL (1996) Acute graft-versus-host disease in children: abdominal CT findings. Radiology 199:265–268

Entzian D, Mayo-Smith WW (2000) Typhlitis. Med Health R I 83:359

Ettinghausen SE (1993) Collagenous colitis, eosinophilic colitis, and neutropenic colitis. Surg Clin North Am 73(5):993–1016

Fowler DH, Breglio J, Nagel G, Eckhaus MA, Gress RE (1996) Allospecific CD8+ Tc1 and Tc2 populations in graft-versus-leukemia effect and graft-versus-host disease. J Immunol 157:4811–4821

Galvao FH, Ye Q, Doughton C, Murase N, Todo S, Zeevi A, Waitzberg D, Fung JJ, Starzl TE (1997) Experimental animal model of graft-versus-host disease (GVHD) after small-bowel transplantation: characteristics of the model and application to developing treatment strategies. Transplant Proc 29:700

Hill GR, Cooke KR, Teshima T, Crawford JM, Keith JC Jr, Brinson YS, Bungard D, Ferrara JL (1998) Interleukin-11 promotes T-cell polarization and prevents acute graft-versus-host disease after allogenic bone marrow transplantation. J Clin Invest 102: 115–123

Hoffman RA, Nussler NC, Gleixner SL, Zhang G, Ford HR, Langrehr JM, Demetris AJ, Simmons RL (1997) Attenuation of lethal graft-versus-host disease by inhibition of nitric oxide synthase. Transplantation 63:94–100

Koltun WA, Bloomer MM, Colony P, Kauffman GL (1996) Increased intestinal permeability in rats with graft versus host disease. Gut 39:291–298

Kraus MD, Shahsafaei A, Antin J, Odze RD (1998) Relationship of Bcl-2 expression with apoptosis and proliferation in colonic graft versus host disease. Hum Pathol 29: 869–875

Langrehr JM, Machens C, Zill E, Leder K, Neuhaus PJ (1999) Inhibition of nitric oxide synthesis reduces bacterial translocation during graft-versus-host disease after small bowel transplantation. Transplant Proc 31:574

Monteiro JA, Martins TV, Morgado A (1994) Typhlitis. Acta Med Port 7:39–41

Neumann U, Knoop M, Langrehr JM et al. (1995) Graft-vs.-host reaction: a severe complication after orthotopic liver transplantation. Zentralbl Chir 120:478–481

Nikolic B, Lee S, Bronson RT, Grusby MJ, Sykes M (2000) Th1 and Th2 mediate acute graft-versus-host disease, each with distinct end-organ targets. J Clin Invest 105: 1289–1298

Ponec RJ, Hackman RC, McDonald GB (1999) Endoscopic and histologic diagnosis of intestinal graft-versus-host disease after marrow transplantation. Gastrointest Endosc 49:612–621

Poritz LS, Page MJ, Tilberg AF, Koltun WA (1998) Amelioration of graft versus host disease with anti-ICAM-1 therapy. J Surg Res 80:280–286

Poritz LS, Page MJ, Tilberg AF, Olt G, Ruggiero FM, Koltun WA (1998) Monoclonal antibody to lymphocyte function associated antigen-1 improves graft-versus-host disease. Dis Colon Rectum 41:299–309

Sakai T, Kimura Y, Inagaki-Ohara K, Kusugami K, Lynch DH, Yoshikai Y (1997) Fas-mediated cytotoxicity by intestinal intraepithelial lymphocytes during acute graft-versus-host disease in mice. Gastroenterology 113:168–174

Sawamura SA, Tanaka K, Noda S, Koga Y (1999) The role of intestinal bacterial flora in the tuning of the T-cell repertoire. Immunobiology 201:120–132

Schattenfroh NC, Hoffman RA, McCarthy SA, Simmons RL (1995) Phenotypic analysis of donor cells infiltrating the small intestinal epithelium and spleen during graft-versus-host disease. Transplantation 59:268–273

Sirolimus. AY 22989, NSC 226080, NSC 606698, Rapamycin, Rapamune (1999) Drugs R D 1:100–107

Sloas MM, Flynn PM, Kaste SC, Patrick CC (1993) Typhlitis in children with cancer: a 30-year experience. Clin Infect Dis 17(3):484–490

Tanaka T, Ohtsuka Y, Yagita H, Shiratori Y, Omata M, Okumura K (1995) Involvement of alpha 1 and alpha 4 integrins in gut mucosal injury of graft-versus-host disease. Int Immunol 7:1183–1189

Urbach DR, Rotstein OD (1999) Typhlitis. Can J Surg 42:415–419

Vogelsang GB (2000) Advances in the treatment of graft-versus-host disease. Leukemia 14:509–510

Waaga AM, Fandrich F, Krzymanski M, Eckstein V, Herwartz C, Muller-Ruchholtz W, Russell ME (1996) 15-Deoxyspergualin downregulates MHC class II antigen expression and cell migration in models of graft-versus-host and host-versus-graft disease. Transplant Proc 28:2515–2517

Worawattanakul S, Semelka RC, Kelekis NL, Sallah AS (1996) MR findings of intestinal graft-versus-host disease. Magn Reson Imaging 14:1221–1223

KAPITEL 3

Kollagene/lymphozytäre Kolitis

S. C. Bischoff

Definition und klinische Präsentation

Die kollagene und die mikroskopische Kolitis sind zwei Spielarten der mikroskopischen Kolitis, die definiert ist als eine Krankheit des Kolons mit wässrigen Durchfällen, normalem endoskopisch-makroskopischem Schleimhautbefund, aber histologisch erkennbaren Veränderungen. Die kollagene Kolitis ist gekennzeichnet durch eine subepitheliale Kollagenschicht, die lymyphozytäre Kolitis durch lymphozytäre Infiltrate in der Lamina epithalialis und propria der Mukosa (Bohr et al. 2000).

Der Begriff „kollagene Kolitis" wurde erstmals von Lindström (1976) vorgeschlagen, der eine Patientin mit chronisch wässriger Diarrhöe beschrieb, die endoskopisch eine unauffällige Mukosa aufwies, aber histologisch ausgedehnte Kollagenablagerungen unter dem oberflächlichen Epithel zeigte. Seit dieser Zeit wurden mehrere Hunderte von Patienten mit dem Leitsymptom „wässrige Diarrhöe" beschrieben, die normale endoskopische und radiologische Befunde aufwiesen, aber pathologische Kollagenablagerungen unter dem oberflächlichen Epithel zeigten.

Kurze Zeit später prägten Read et al. (1980) den Begriff „lymphozytäre Kolitis" für Patienten mit ähnlicher klinischer Symptomatik wie bei kollagener Kolitis und endoskopisch-radiologisch unauffälligem Schleimhautbefund, aber ohne subepitheliale Kollagenablagerungen. Stattdessen gelang bei diesen Patienten der Nachweis von intraepithelialen Lymphozyten, weshalb der Name lymphozytäre Kolitis vorgeschlagen wurde. Bei anderen Patienten mit unklaren wässrigen Diarrhöen war die Histologie gekennzeichnet durch perikryptische Infiltrationen mit eosinophilen Leukozyten. Wieder andere Varianten wurden beschrieben, z. B. eine Mukosainfiltration mit Mastzellen, die sich auch bei der kollagenen Kolitis häufig finden. Es wurde vermutet, dass die kollagene Kolitis, die lymphozytäre Kolitis, die perikryptische eosinophile Enterokolitis und Mischbil-

der, die alle ohne sichtbare Ulzerationen auftreten, durch einen gemein-
samen pathogenetischen Mechanismus bedingt sind. Deshalb wurden
diese Krankheiten unter dem Begriff „microscopic colitis" zusammengefasst, der definiert ist als „mikroskopisch erkennbare, typische Entzündung der Darmmukosa ohne endoskopische Veränderung" (Lazenby et al.
1989; Dietrich u. Caspary 1995; Bohr et al. 2000).

Das klinische Bild der mikroskopischen Kolitis ist in der folgenden
Übersicht zusammengefasst. Leitsymptom ist eine chronische wässrige
nichtblutige Diarrhöe über Wochen und Monate, die selten auch über Jahre besteht und bis zu 2 Liter täglich betragen kann. Der Verlauf ist am häufigsten chronisch-intermittierend oder chronisch-persistierend, selten
tritt die Symptomatik nur einmalig auf. Unspezifische Beschwerden, die
mit der mikroskopischen Kolitis vergesellschaftet sein können, sind
Bauchschmerzen, Übelkeit, Krämpfe, Meteorismus, selten Erbrechen und
Schleimbeimengungen im Stuhl. Ein geringer Gewichtsverlust ist möglich, wobei ein ausgeprägter Gewichtsverlust gegen eine mikroskopische
Kolitis spricht. Die Symptomenvielfalt wird betont durch extraintestinale
Beschwerden, insbesondere durch die Assoziation mit rheumatologischen
Krankheitsbildern (Pohl u. Kruis 1998; Bohr et al. 2000; Gunaydin et al.
1998; Kingsmore et al. 1993)

Klinik der mikroskopischen Kolitis

► Leitsymptom: wässrige Diarrhöen (ohne endoskopische Veränderungen
  oder mikrobiologischen Befunde)
► Schleichender oder spontaner Beginn
► Häufig Krämpfe und Meteorismus
► Fakultativ Gewichtsverlust und Dyhydrierung
► 5–10% seronegative, nichtdestruierende periphere Arthritis
► Meist gutartiger Verlauf mit chronisch-rezidivierendem Muster und hoher
  Spontanremissionsrate
► Selten operative Maßnahmen notwendig (Ileostoma, Kolektomie)

Epidemiologie

Zur kollagenen Kolitis sind mindestens 500 Literaturfälle bekannt. Frauen
sind zehnmal häufiger betroffen als Männer, der Altersgipfel liegt bei

53 Jahren. Die Inzidenz wird mit 0,6–2,3 Fällen pro 100.000 angegeben, was, auf Frauen bezogen, der Inzidenz der Colitis ulcerosa entspricht. Die Prävalenz der kollagenen Kolitis liegt mit 15,7 Fällen pro 100.000 ähnlich hoch wie die primär billiäre Zirrhose (PBC), die ebenfalls vorwiegend bei Frauen auftritt (Pohl u. Kruis 1998; Mühlhöfer et al. 1999). Über die lymphozytäre Kolitis liegen weniger Daten vor. Es wurden gerade 100 Literaturfälle bis 1998 beschrieben, das Geschlechtsverhältnis ist im Gegensatz zur kollagenen Kolitis bei der lymphozytären Kolitis ausgeglichen, Altersgipfel, Inzidenz und Prävalenz werden ähnlich geschätzt wie für die kollagene Kolitis angegeben (Pohl u. Kruis 1998). In einer kürzlich veröffentlichen Arbeit zur Epidemiologie von kollagener und lymphozytärer Kolitis wurden die genannten Zahlen im Wesentlichen bestätigt (Fernandez-Banares et al. 1999). Danach beträgt die Inzidenz für kollagene (lymphozytäre) Kolitis 1,1 (3,1) Fälle pro 100.000, der Altersgipfel 53 (64) Jahre und die Geschlechtsverteilung männlich:weiblich 1:5 (1:3). Besonders hervorzuheben ist die Beobachtung, dass nach dieser Arbeit 9,5% aller Patienten mit chronischer, wässriger Diarrhöe Zeichen einer mikroskopischen Kolitis aufwiesen. Dies unterstreicht die Bedeutung der Differentialdiagnose „mikroskopische Kolitis" bei chronischen Diarrhöen unklarer Genese und die Wichtigkeit von Probenentnahmen aus dem Kolon, um die Diagnose zu stellen (Fine u. Schiller 1999).

Ätiopathogenese und histopathologischer Befund

Die kollagene Kolitis ist durch ein subepitheliales Kollagenband mit einer Dicke von >15 µm bis zu 100 µm (Bereich 6–230 µm) charakterisiert und geht fast immer mit einer wässrigen Diarrhöe einher. Dieses Band ist bei Gesunden 2–6 µm dick und kann bei anderen Kolonerkrankungen bis zu 10 µm messen. Bei Patienten mit kollagener Kolitis ist das Kollagenband in 97% >10 µm, histologisch auffällig ist das Band i.d.R. bei einer Dicke >30 µm (Offner et al. 1999). Segmentale Unterschiede sind typisch (Abb. 3.1). Die Diagnosestellung geling im Colon transversum sicherer als im Rektum, das in 43% allen kollagenen Kolitiden und in 8% aller lymphozytären Kolitiden histopathologisch unauffällig ist (Fernandez-Banares et al. 1999). Die lymphozytäre Kolitis zeigt subepitheliale Lymphozytenansammlungen und mononukleäre Zellen in der Lamina propria; eosinophile Zellen fehlen meist. Kryptenveränderungen, wie bei chronisch entzündlichen Darmerkrankungen, finden sich eher selten; Kryp-

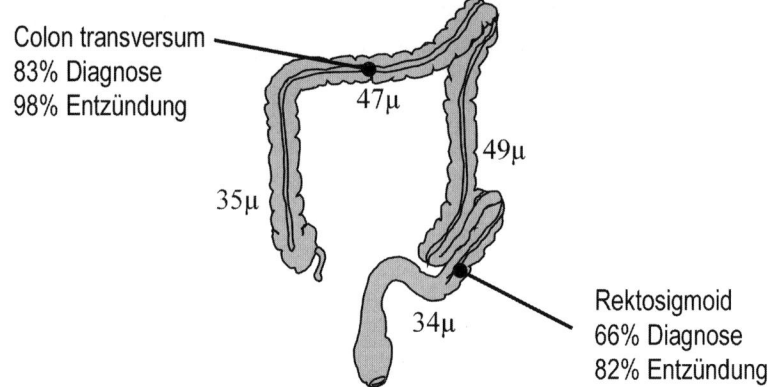

Colon transversum
83% Diagnose
98% Entzündung

47µ

49µ

35µ

34µ

Rektosigmoid
66% Diagnose
82% Entzündung

Abb. 3.1. Kollagene Kolitis: Zuverlässigkeit der histopathologischen Diagnostik. Studie an 56 Patienten mit kollagener Kolitis, von denen 291 Biopsien ausgewertet wurden. Die Schnitte wurden mittels H & E sowie Trichrom gefärbt. Kollagendicke: 6–230 µm, in 97% der Fälle >10 µ. (Nach Offner et al. 1999)

tenabszesse fehlen völlig. Die histopathologischen Veränderungen bei kollagener und mikroskopischer Kolitis sind in folgender Übersicht zusammengefasst.

Histopathologie

► Kollagene Kolitis
   – Kollagen III (I, IV, V), „überschießende" Reparatur?
   – Lamina propria: Infiltrat mit Lymphos, Eos und Mastzellen, fakultativ Fibrose
   – Pankolitis, aber 73% der Rektum-PE sind unauffällig! Deshalb hohe Koloskopie mit Stufen-PE obligat!
   – Selten: Befall von Magen oder Dünndarm
► Lymphozytäre Kolitis
   – Ähnlich wie kollagene Kolitis, aber keine verbreiterte subepitheliale Kollagenschicht
   – Stattdessen stärkeres Infiltrat mit Lymphozyten und Mastzellen (normal: 0–4, hier: 25–56 pro Gesichtsfeld)

Da das Stuhlgewicht mit der Zellularität der Lamina propria und nicht mit der Dicke des Kollagenbandes korreliert, wurde postuliert, dass die Diarrhöe durch die entzündlichen Veränderungen und nicht durch die Kollagenablagerungen an sich verursacht ist (Lee et al. 1992). Die wässrige Diarrhöe ist durch eine aktive Chloridsekretion bedingt, die zu einem passiven intraluminalen Natrium- und Wassereinstrom führt. Verschiedene sekretorische Mechanismen werden diskutiert. So produzieren veränderte Fibroblasten Prostaglandin E_2, das experimentell die sekretorische Kolonmukosa stimuliert. Auch scheint die Aufnahme von Wasser durch das entzündlich veränderte Epithel und die Schleimhautbarriere vermindert zu sein. Eine diskret erhöhte Stuhlfettausscheidung ist in ihrer Genese häufig unklar, da in den meisten Fällen keine Dünndarmzottenatrophie besteht und Biopsate aus dem Dünndarm meistens unauffällig sind. Eine Zottenatrophie oder Kollagenablagerungen sind jedoch in Einzelfällen auch im Dünndarm beschrieben worden.

Die Dicke des Kollagenbandes korreliert nicht mit dem Alter der Patienten und der Dauer der Symptome. Eingehende Analysen der extrazellulären Matrix (ECM), aus der sich das Kollagenband zusammensetzt, ergaben, dass sowohl die Architektur als auch die Zusammensetzung (vorwiegend Kollagen Typ I, III und VI sowie von Tenascin) der ECM unverändert ist (Gunter et al. 1999). Die vermehrte Kollagenablagerung ist nicht auf eine Überaktivierung der Matrixsynthese, sondern vielmehr auf eine reduzierte Degeneration der ECM zurückzuführen (Aigner et al. 1997). Was zur verminderten Degeneration bzw. vermehrten Produktion und damit zur Akkumulation von Kollagen und anderen ECM-Proteinen im Darm führt, ist weitgehend unklar. Möglicherweise ist eine vermehrte lokale Produktion von „transforming growth factor β" (TGF-β) eine Ursache. Dieses Zytokin wird im Gewebe von Fibroblasten, Histiozyten und insbesondere auch von eosinophilen Granulozyten, die bei kollagener Kolitis (603 ± 192 pro mm^2) im Vergleich zu Kontrollen (30 ± 7 pro mm^2) vermehrt im Darmgewebe vorkommen, produziert (Stahle-Backdahl et al. 2000). Was Eosinophile oder andere Gewebezellen zur vermehrten Produktion von TGF-β anregen könnte, ist unbekannt.

Ätiologie und Pathogenese beider Formen der mikroskopischen Kolitis sind weitgehend unbekannt (Abb. 3.2). Eine entzündliche Genese ist anzunehmen, wobei das verursachende Agens bisher nicht nachweisbar war. Diskutiert werden bakterielle Antigene (ähnlich wie bei Morbus Crohn), Gliadin (aufgrund der bekannten Assoziation mit der Zöliakie) sowie verschiedene Medikamente (Järnerot et al. 1995; Riddell et al. 1992; Fine et al. 2000; Bohr et al. 2000). Auffällig ist die Assoziation der mikroskopischen Kolitis mit verschiedenen Kollagenosen, Arthritiden und Thyreoiditisfor-

Unbekannte luminale Faktoren
Toxine/Bakterien/Antigene/Medikamente

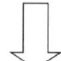

Pathologische Immunantwort
Infiltration von Lymphozyten, Eosinophilen, Mastzellen
Epitheldysfunktion, Elektrolytsekretion
Chronische Entzündung

Kollagenablagerungen
Imbalance MMP/TMP
Chronische Dysfunktion

Abb. 3.2. Mikroskopische Kolitis: Vorstellungen zur Ätiologie und Pathogenese. Erläuterungen s. Text –

men, sodass immunologisch-entzündliche Mechanismen nahe liegen. Es ließen sich jedoch in der Kollagenmatrix keine Autoimmunkomplexe nachweisen. Aber auch Störungen des Kollagenmetabolismus und toxische Medikamentennebenwirkungen, insbesondere durch nichtsteroidale Antiphlogistika (NSAR), Flutamide und Ticlopidin, werden als Ursache der mikroskopischen Kolitis diskutiert. Eine Assoziation mit dem Diabetes mellitus wurde ebenfalls beschrieben. Weitere beschriebene Assoziationen sind das gemeinsame Auftreten einer lymphozytären Kolitis und lymphozytären Gastritis sowie nichterosive, oligoartikuläre peripherbetonte Arthritiden mit der kollagenen Kolitis. In jüngster Zeit wurde eine auffällige Assoziation mit der Zöliakie diskutiert, was möglicherweise vorwiegend die lymphozytäre Kolitis betrifft, die auch als „Dickdarmsprue" bezeichnet wurde (Gillet u. Freeman 2000). Fine et al. (2000) konnten weiterhin zeigen, dass 43% der Patienten mit mikroskopischer Kolitis eine leichte und 27% eine deutliche Dünndarmentzündung mit Zottenatrophie und teilweise positiver Serologie aufweisen, was eine gemeinsame, möglicherweise genetisch determinierte Ätiologie vermuten lässt, in der Gluten als Auslöser der Dünn- und Dickdarmentzündung eine Rolle spielen könnte. Assoziationen mit verschiedenen anderen Erkrankungen wurden beschrieben (s. Übersicht).

> **Mikroskopische Kolitis:**
> **Fragliche Assoziationen mit anderen Erkrankungen**
>
> ► Nahrungsmittelallergie (Barbato et al. 1999; Molas et al. 1990; Schwab et al. 1998)
> ► Zöliakie (Fine et al. 2000; Gillet u. Freeman 2000; Matteoni et al. 2001)
> ► Chronisch-entzündliche Darmerkrankungen (Goldblum u. Wang 2000)
> ► Pseudomembranöse Kolitis (Vesoulis et al. 2000)
> ► Arthritis, Thyreoiditis, Kollagenose (Gunaydin et al. 1998; Kingsmore et al. 1993)

Diagnostik und Differentialdiagnostik

Sowohl endoskopische als auch radiologische Untersuchungsverfahren sind für die Diagnosestellung nicht hilfreich, weil sie in der Regel unauffällig sind. Ödematöse und hyperämische Schleimhautbefunde werden inkonstant beschrieben. Entsprechend der Namensgebung „mikroskopische Kolitis" kommt der Histologie die entscheidende Rolle zu. Deshalb ist es wichtig, bei chronischen wässrigen Diarrhöen unklarer Genese Darmschleimhautbiopsien zu entnehmen. Für eine hohe Treffsicherheit werden Biopsien aus dem Colon ascendens und transversum bevorzugt, aber auch Biopsate des Colon descendens und Sigmas sind erfolgversprechend und reichen häufig aus. Veränderungen der Rektummukosa sind deutlich seltener und weniger ausgeprägt (s. oben). Alleinige Biopsien, aus dem Rektosigmoid entnommen, unterschätzen die Häufigkeit der mikroskopischen Kolitis um bis zu 40% (Fernandez-Banares et al. 1999). Zum Ausschluss anderer Erkrankungen sollte bei Verdacht auf mikroskopische Kolitis eine totale Koloskopie erfolgen.

Differentialdiagnostisch müssen in Betracht gezogen werden: Entzündliche und neoplastische Erkrankungen wie Polypen, M. Crohn, Colitis ulcerosa, Strahlenkolitis, ischämische Kolitis, Amyloidose und infektiöse Kolitis. Laxanzien („factitious diarrhea") und andere Medikamenteneffekte müssen ausgeschlossen werden. Dünndarmfunktionstests (D-Xylose-Test, Schilling-Test) sind in der Regel ohne pathologischen Befund. Relevante Zeichen der Malabsorption sind ebenso wie eine exsudative Enteropathie selten. Relevante Differentialdiagnosen der mikroskopischen Kolitis sind in der folgenden Übersicht aufgeführt (Mühlendörfer et al. 1999).

Differentialdiagnose „chronische wässrige Diarrhöe"
bzw. „mikroskopische Kolitis"

► Chronisch-entzündliche Darmerkrankungen[1] (M. Crohn, Colitis ulcerosa)
► Tumorerkrankungen
► Strahlenkolitis
► Ischämische Kolitis
► Amyloidose
► Progressive systemische Sklerose
► Infektiöse Kolitis
► Zöliakie u. a. allergische Darmerkrankungen[2]
► Laxanzien u. a. Medikamente
► Reizdarmsyndrom[3]

Therapie und Prognose

Die kollagene Kolitis kann spontan ausheilen oder in wechselnder Intensität auch über Jahre bestehen. In einer retrospektiven Studie an 24 Patienten mit kollagener Kolitis wurde der Langzeitverlauf über bis zu 5 Jahren untersucht (Bonderup et al. 1999). Die Autoren berichteten von 4 Spontanremissionen und 10 Fällen von persistierenden chronisch-intermittierenden Diarrhöen. Sechs Patienten starben wären des Beobachtungszeitraums an Erkrankungen ohne Zusammenhang zur Kolitis, das Auftreten eines kolorektalen Karzinoms (CRC) wurde nicht beobachtet. Dies wird durch eine Studie von Chan et al. (1999) bestätigt, die keinen Unterschied hinsichtlich der Inzidenz von Darmtumoren zwischen Patienten mit mikroskopischer Kolitis und Normalbevölkerung beobachteten. Allerdings wird in dieser Studie berichtet, dass das relative Risiko für ein Bronchialkarzinom bei Patientinnen mit mikroskopischer Kolitis erhöht sei, was am ehesten auf die Tatsache, dass mikroskopische Kolitis bei Rauchern häufiger vorkommt, zurückzuführen ist (Chan et al. 1999).

Der variable Krankheitsverlauf mit Remissionen und erneuter Verschlechterung macht die Beurteilung eines medikamentösen Therapieerfolges besonders schwierig. Bei der Therapie der mikroskopischen Kolitis wird zwischen Allgemeinmaßnahmen (z. B. Kaffee meiden, NSAR ab-

---

[1,2,3] Assoziation zur mikroskopischen Kolitis nicht auszuschließen

setzen), medikamentöser Therapie und chirurgischer Therapie unterschieden (Zins et al. 1995; Pohl u. Kruis 1998). Dabei kommen Medikamente wie 5-Aminosalicylate (5-ASA), Budesonid, Prednisolon sowie Antibiotika und Wismut zum Einsatz. Chirurgische Interventionen sind äußerst selten notwendig. Die derzeit vielfach empfohlene Stufentherapie ist in Abb. 3.3 gezeigt. Dabei muss betont werden, dass keinerlei prospek-

A: Allgemeinmaßnahmen

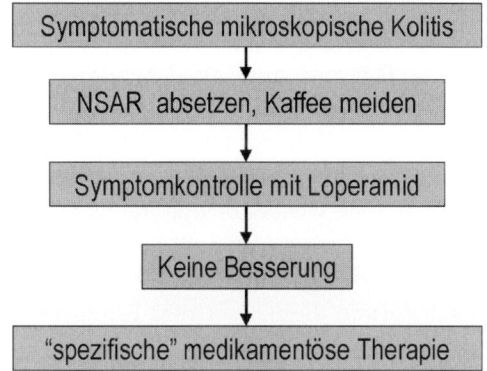

B: Spezifische medikamentöse Therapie

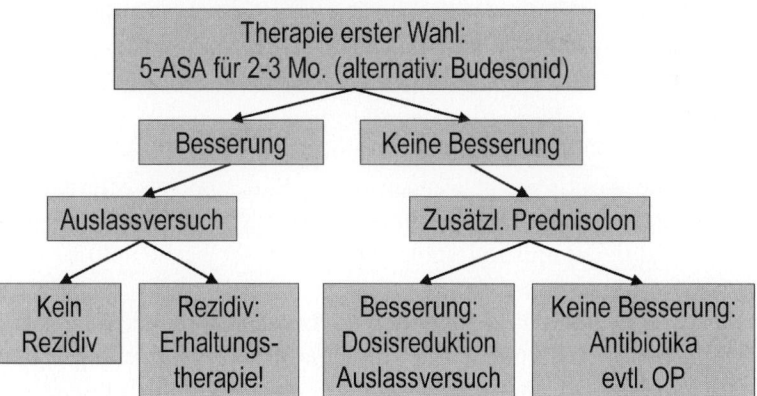

Abb. 3.3A, B. Algorithmus zur Therapie der mikroskopischen Kolitis. **A** Allgemeinmaßnahmen; **B** spezifische medikamentöse Therapie. (Nach Zins et al. 1995; Pohl u. Kruis 1998)

tiv-randomisierte, kontrollierte Therapiestudien zum Thema vorliegen. Die Effektivität von Medikamenten wie 5-ASA und Prednisolon wird allerdings durch Studien wie die von Bonner et al. (2000) eindrücklich belegt. Danach sind nach 4 Jahren (6 Monate) fast 100% (50%) der Patienten gebessert und 30% (50%) der Patienten benötigen eine Fortsetzung der Therapie. Unter der Therapie mit Kortikosteroiden und/oder 5-ASA-Präparaten wurde in manchen Fällen histologisch ein deutlicher Rückgang der subepithelialen Kollagenablagerungen gezeigt. Bei anderen Patienten fand sich allerdings kein unterschiedliches histologisches Ergebnis. Therapieentscheidend ist somit die klinische Symptomatik, da kein Übergang in ein schwerwiegendes entzündliches oder malignes Krankheitsbild bekannt ist.

Beratung und symptomatische Therapie mit ausreichender Flüssigkeitszufuhr und z. B. Loperamid sollten initial durchgeführt werden und können unter Umständen ausreichen. Nichtsteroidale Antiphlogistika, Kaffee und andere potentiell mukosaschädigenden Substanzen sollten abgesetzt werden (Riddell et al. 1992). Eine weitergehende medikamentöse Therapie ist bei nicht ausreichendem Erfolg indiziert. Ähnlich wie bei chronisch entzündlichen Darmerkrankungen werden 5-ASA-Präparate (bis zu 4–6 g pro Tag) eingesetzt. Führen diese nicht zum Erfolg, ist eine Therapie mit systemischen Kortikosteroiden (Prednison, Prednisolon) indiziert. Bei Unwirksamkeit von Steroiden kann ein Therapieversuch mit Antibiotika (Metronidazol, Erythromycin) erfolgen. In seltenen Fällen kann auch ein Therapieversuch mit Octreotide (Sandostatin 2- bis 3-mal 50–150 µg/Tag s.c.) oder sogar Methotrexat gerechtfertigt sein. Kürzlich wurde auch ein günstiger Therapieeffekt durch Wismut-Subsalicylat beschrieben, wobei die Therapie sogar zu anhaltenden Remissionen führte (Fine u. Lee 1998). In zwei neueren Studien von Lanyi et al. (1999) und Tromm et al. (1999) wurde die Wirksamkeit von Budesonid als Therapie bei kollagener Kolitis belegt. Danach könnte Budesonid als Alternative anstelle von 5-ASA eingesetzt werden. Gravierende Verschlechterungen der Krankheitsaktivität und Todesfälle durch mikroskopische Kolitis sind bisher nicht beschrieben worden.

Chirurgische Maßnahmen werden kontrovers diskutiert. Bei 9 Patienten mit schwerer Diarrhöe wurde ein passageres Ileostoma angelegt, wobei postoperativ bei allen Patienten die Symptomatik sich besserte und das Kollagenband sich verkleinerte. Nach Rückverlagerung des Ileostoma kam es aber regelhaft zu einer erneuten Verschlechterung sowohl der Symptomatik als auch der histologischen Veränderungen. Diese Beschreibung macht die Bedeutung eines pathogenetischen luminalen toxischen Faktors wahrscheinlich. In Einzelfällen kann somit bei älteren dehydrierten Patienten ohne konservativen Therapieerfolg die Anlage eines Ileostomas von Nutzen sein.

Zusammenfassung

Bei den mikroskopischen Kolitiden handelt es sich um eine Gruppe von benignen entzündlichen Darmerkrankungen unklarer Ätiologie. Diese Erkrankungen sind gekennzeichnet durch wässrige Durchfälle und typische histologische Veränderungen ohne makroskopischen Befund. Aufgrund der unterschiedlichen Histologien unterscheiden wir die kollagene Kolitis von der lymphozytären Kolitis, daneben gibt es andere seltenere Formen.

Die mikroskopische Kolitis stellt eine wichtige Differentialdiagnose für „chronische wässrige Durchfälle" dar: In 10% dieser Fälle handelt es sich um eine mikroskopische Kolitis! Die Ätiologie dieser Krankheitsgruppe ist unklar. Es wurden Assoziationen mit der Zöliakie, mit anderen „Hypersensitivitätsreaktionen" des Darmes, mit chronisch-entzündlichen Darmerkrankungen und mit Erkrankungen aus dem rheumatologischen Formenkreis (Arthritiden, Kollagenosen) beschrieben. Als Therapieoptionen werden zunächst Allgemeinmaßnahmen (Meiden von NSAR und Kaffee, Symptomkontrolle mit Loperamid) empfohlen, gefolgt von einer medikamentösen Therapie (z. B. mit 5-ASA, Steroiden oder Bismuth u. a.), während operative Maßnahmen selten nötig sind. Die Prognose ist in aller Regel gut, die Spontanremission beträgt ca. 20%, die Ansprechrate auf Therapie nahezu 100%, maligne Entartung der Erkrankung wurde nicht beobachtet. Experimentelle Studien sind notwendig, um die offenen Fragen zur Ätiologie und Pathogenese zu beantworten.

Literatur

Aigner T, Neureiter D, Muller S, Kuspert G, Belke J, Kirchner T (1997) Extracellular matrix composition and gene expression in collagenous colitis. Gastroenterology 113: 136–43

Barbato M, Viola F, Russo LL, Lucarelli S, Frediani T, Cardi E (1999) Microscopic and collagenous colitis in treated celiac disease due to food allergy? Gastroenterology 116:778

Bohr J, Olesen M, Tysk C, Järnerot G (2000) Collagenous and lymphocytic colitis: A clinical and histopathological review. Can J Gastroenterol 14:943–947

Bonderup OK, Folkersen BH, Gjersoe P, Teglbjaerg PS. Collagenous colitis: a long-term follow-up study. Eur J Gastroenterol Hepatol 11:493–5

Bonner GF, Petras RE, Cheong DM, Grewal ID, Breno S, Ruderman WB (2000). Short- and long-term follow-up of treatment for lymphocytic and collagenous colitis. Inflamm Bowel Dis 6:85–91

Chan JL, Tersmette AC, Offerhaus GJ, Gruber SB, Bayless TM, Giardiello FM (1999) Cancer risk in collagenous colitis. Inflamm Bowel Dis 5:40–43

Dietrich CF, Caspary WF (1995) Was versteht man unter einer Kollagencolitits und wie wird sie behandelt? Internist 10:1016–1017

Fernandez-Banares F, Salas A, Forne M, Esteve M, Espinos J, Viver JM (1999) Incidence of collagenous and lymphocytic colitis: a 5-year population-based study. Am J Gastroenterol 94:418–423

Fine KD, Lee EL (1998) Efficacy of open label bismuth subsalicylate for the treatment of microscopic colitis. Gastroenterology 114: 29–36

Fine KD, Do K, Schulte K, Ogunji F, Guerra R, Osowski L, McCormack J (2000) High prevalence of celiac sprue-like HLA-DQ genes and enteropathy in patients with the microscopic colitis syndrome. Am J Gastroenterol 95:1974–1982

Fine KD, Schiller LR (1999) AGA technical review on the evaluation and management of chronic diarrhea. Gastroenterology 116:1464–1486

Gillett HR, Freeman HJ (2000) Prevalence of celiac disease in collagenous and lymphocytic colitis. Can J Gastroenterol 14:919–921

Goldblum JR, Wang N (2000) Lymphocytic and collagenous colitis as possible patterns of Crohn's colitis. Am J Surg Pathol 24:755–756

Gunaydin I, Kotter I, Jacki S, Daikeler T, Kanz L (1998) Collagenous colitis associated with rheumatoid arthritis and anticardiolipin antibodies. Clin Rheumatol 17: 79–80

Gunther U, Schuppan D, Bauer M, Matthes H, Stallmach A, Schmitt-Graff A, Riecken EO, Herbst H (1999) Fibrogenesis and fibrolysis in collagenous colitis. Patterns of procollagen types I and IV, matrix-metalloproteinase-1 and -13, and TIMP-1 gene expression. Am J Pathol 155:493–503

Järnerot G, Tysk C, Bohr J, Eriksson S (1995) Collagenous colitis and fecal stream diversion. Gastroenterology 109:449–455

Kingsmore SF, Kingsmore DB, Hall BD, Wilson JA, Gottfried MR, Allen NB (1993) Co-occurrence of collagenous colitis with seronegative spondyloarthropathy: report of a case and literature review. J Rheumatol 20:2153–2157

Lanyi B, Dries V, Dienes HP, Kruis W (1999) Therapy of prednisone-refractory collagenous colitis with budesonide. Int J Colorectal Dis 14:58–61

Lazenby AJ, Yardley JH, Giardiello FM, Jessurun J, Bayless TM (1989) Lymphocytic („microscopic") colitis: a comparative histopathologic study with particular reference to collagenous colitis. Hum Pathol 20:18–28

Lee E, Schiller LR, Vendrell D, Santa Ana CA, Fordtran JS (1992) Subepithelial collagen table thickness in colon specimens from patients with microscopic colitis and collagenous colitis. Gastroenterology 103:1790–1796

Lindstrom CG (1976) Collagenous colitis with watery diarrhea – a new entity? Pathol Eur 11:87–89

Matteoni CA, Goldblum JR, Wang N, Brzezinski A, Achkar E, Soffer EE (2001) Celiac disease is highly prevalent in lymphocytic colitis. J Clin Gastroenterol 32:225–227

Molas GJ, Flejou JF, Potet F (1990) Microscopic colitis, collagenous colitis, and mast cells. Dig Dis Sci 35:920–921

Mühlhöfer A, Zoller WG, Wiebecke B, Groß M (1999) Kollagene und lymphozytäre Kolitis. Dtsch Med Wschr 124:435–440

Offner FA, Jao RV, Lewin KJ, Havelec L, Weinstein WM (1999) Collagenous colitis: a study of the distribution of morphological abnormalities and their histological detection. Hum Pathol 30:451–457

Pohl C, Kruis W (1998) Die Relevanz von lymphozytärer (mikroskopischer) und kollagener Kolitis. Internist 39:1048–1054

Read NW, Krejs FJ, Read MG, Morawski SG, Fordtran JS (1980) Chronic diarrhea of unknown origin. Gastroenterology 78:264–271

Riddell RH, Tanaka M, Mazzoleni G (1992) Non-steroidal anti-inflammatory drugs as a possible cause of collagenous colitis: a case-control study. Gut 33:683–686

Schwab D, Raithel M, Hahn EG (1998) Evidence for mast cell activation in collagenous colitis. Inflamm Res 47 (Suppl 1):S64–65

Stahle-Backdahl M, Maim J, Veress B, Benoni C, Bruce K, Egesten A (2000) Increased presence of eosinophilic granulocytes expressing transforming growth factor-beta1 in collagenous colitis. Scand J Gastroenterol 35:742–746

Tromm A, Griga T, Mollmann HW, May B, Muller KM, Fisseler-Eckhoff A (1999) Budesonide for the treatment of collagenous colitis: first results of a pilot trial. Am J Gastroenterol 94:1871–1875

Vesoulis Z, Lozanski G, Loiudice T (2000) Synchronous occurrence of collagenous colitis and pseudomembranous colitis. Can J Gastroenterol 14:353–358

Zins BJ, Sandborn WJ, Tremaine WJ (1995) Collagenous and lymphocytic colitis: subject review and therapeutic alternatives. Am J Gastroenterol 90:1394–1400

KAPITEL 4

Ischämische Kolitis

D. Ludwig

Die ischämische Kolitis stellt die häufigste Form einer gastrointestinalen Durchblutungsstörung dar. Je nach Schweregrad und Verlauf können zwei Hauptformen unterschieden werden: Die passagere Durchblutungsstörung ist häufig, meist reversibel und hat eine gute Prognose, die schwere Form ist charakterisiert durch Gangrän, Perforation oder Ausbildung symptomatischer Strukturen (Robert et al. 1993). Frühzeitige Erkennung der Schweregrades und Einleitung einer adäquaten Behandlung gehen mit einer günstigeren Gesamtprognose einher. Auch wenn allgemein angenommen wird, die Kolonischämie sei eine Erkrankung des alten Menschen mit generalisierter Gefäßsklerose, gibt es zahlreiche Veröffentlichungen über intestinale Durchblutungsstörungen bei jüngeren Menschen mit entsprechendem Risikoprofil (Matsumoto et al. 1994; Ludwig et al. 1998).

Physiologie und Pathophysiologie des splanchnischen Blutflusses

Das splanchnische Gefäßsystem ist gekennzeichnet durch eine sehr hohe Kapillardichte und Permeabilität. So fließen 25% des Herzzeitvolumens im Ruhezustand durch die Mesenterialgefäße, entsprechend 200 ml Blut pro Minute, verteilt auf eine Villuskapillarlänge von 100 km pro 100 g Gewebe. Unter Belastung, d. h. postprandial, kann dieser Fluss noch um das Zwei- bis Dreifache ansteigen. Die Steuerung des Blutflusses erfolgt überwiegend autoregulatorisch durch prä- und postkapilläre Sphinktere, die nur teilweise durch das externe sympathische Nervensystem beeinflusst werden. Unter Bedingungen, die den Fluss oder die Sauerstoffzufuhr einschränken, kann das metabolische Gleichgewicht des Darms durch Steigerung des hydrostatischen Drucks und der Sauerstoffextraktion bis zu einem systemischen Druck von 40–45 mmHg aufrecht erhalten werden

(Bradbury et al. 1995). Trotz dieser Schutzmechanismen kommt es bei akutem embolischem Verschluss, Thrombose, Strangulation oder auch bei verlängertem Vasospasmus zur intestinalen Ischämie. Bis zu einer Ischämiezeit von 3 Stunden ist der Mukosaschaden reversibel, mit Ausbildung einer transmuralen Nekrose nach etwa 6 Stunden ist nur noch die chirurgische Resektion möglich (Udassin et al. 1994). Die Ausprägung des Schadens und der klinische Verlauf sind bestimmt vom Ausmaß der Kollateralisierung und der splanchnischen Autoregulation. So können Patienten mit Verschluss aller drei Viszeralarterien asymptomatisch sein, andererseits kann unter der kombinierten Wirkung des sympathischen Nervensystems und zirkulierender vasokonstriktiver Substanzen (Katecholamine, Renin, Angiotensin, Digitalis etc.) trotz ausreichender Kollateralisierung eine klinisch relevante Minderperfusion auftreten.

Die Darmischämie löst eine systemische inflammatorische Kaskade aus, die Hauptursache schwerer Komplikationen wie Nierenversagen, Sepsis, ARDS und Verbrauchskoagulopathie ist (Abb. 4.1; Bradbury et al. 1995). Durch Aktivierung verschiedener humoraler und zellulärer Media-

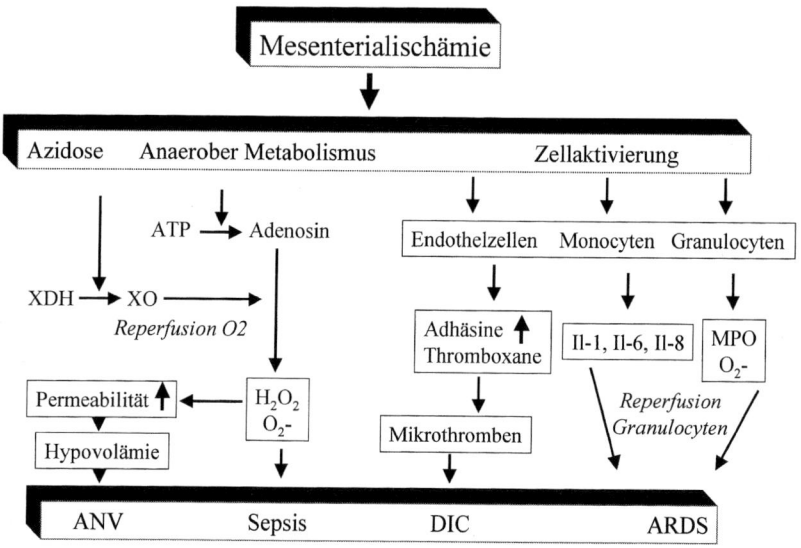

Abb. 4.1. Pathogenese des Ischämiereperfusionsschadens und systemischer Komplikationen nach mesenterialer Ischämie. *ATP* Adenosintriphosphat, H_2O_2, O_2- freie Sauerstoffradikale, *MPO* Myeloperoxydase, *XDH* Xanthindehydrogenase, *XO* Xanthinoxydase. Modifiziert nach Bradbury AW et al. (1995)

toren fallen gewebeschädigende freie Radikale in hoher Konzentration an. Diese Reaktion kann unter einer verspätet einsetzenden Reperfusion durch massiven Einstrom aktivierter Leukozyten bis zum splanchnischen Schock führen (Harward et al. 1993). In diesem Zusammenhang wurde eine Vielzahl neutralisierender Substanzen (z. B. Anti-TNF, Prostaglandinanaloga, Pentoxifyllin) und sog. „Radikalfänger" (Mannitol, Gluthathion, Allopurinol) therapeutisch eingesetzt, die meisten allerdings ohne klinisch nachgewiesenen Nutzen (Grace 1994).

Inzidenz und Ätiologie

Die genaue Inzidenz der Kolonischämie ist unbekannt, weil einerseits viele Patienten mit geringer Symptomatik keinen Arzt aufsuchen, andererseits die vorliegenden Studien nicht repräsentativ sind, da meist nur hospitalisierte Patienten mit hohem Risikoprofil analysiert wurden. Betroffen sind meist ältere Patienten mit bekannten arteriosklerotischen Veränderungen. Bei jüngeren Menschen sind Darmischämien bedingt durch Vaskulitiden (SLE, PAN), Medikamente (Östrogene, Goldpräparate, Psychopharmaka), Drogenmissbrauch, Koagulopathien (Protein-C-, Protein-S- und AT-III-Mangel, APC-Resistenz) und Langstreckenlauf (Greenwald u. Brandt 1998; Tabelle 4.1). Auch wenn die Ursache der Ischämie in den meisten Fällen unklar bleibt, gibt es zwei bekannte Risikofaktoren: die distale Kolonobstruktion (z. B. bei Karzinom) und chirurgische Eingriffe an der Aorta. Bei letzteren finden sich relevante Ischämien bei 10% der Patienten mit elektivem Eingriff und bei bis zu 60% der Patienten mit rupturiertem Bauchaortenaneurysma (Zelenock et al. 1989).

Tabelle 4.1. Intestinale Ischämie – Ursachen

Akuter Verschluss	Nonocclusive Disease (NOMI)	Chronische Ischämie
Embolie	Schock	Atherosklerose
Thrombose	Herzinsuffizienz	Fibromuskuläre Dysplasie
Aortenchirurgie	Medikamente	Arteriitis (Takayasu)
Small-artery Disease	Idiopathisch	Bestrahlung

Symptomatik und Diagnostik

Im Gegensatz zur Dünndarmischämie, die rasch das Vollbild des akuten Abdomens nach sich zieht, verursacht die Kolonischämie meist nur einen leichten krampfartigen Schmerz im linken Unterbauch. Nach 24 Stunden kommt es zu peranalen Blutabgängen, die jedoch selten blutbildrelevant sind. Klinisch findet sich im Bereich der Darmschädigung je nach Schweregrad nur eine leichte Abwehrspannung oder manifeste Peritonitis, letztere suggestiv für eine Gangrän. Bei der chronischen Schädigung sind die Symptome häufig unspezifisch, nahrungsabhängige abdominelle Schmerzen (Angina abdominalis), ein Malabsorptionssyndrom und ein periumbilikales Strömungsgeräusch sind jedoch suggestiv für eine intestinale Ischämie. Alle Teile des Kolons können gleichermaßen betroffen sein, auch wenn eine gewisse Prädilektion für Bereiche der „letzten Wiesen" (linke Flexur, Colon descendens und Sigma) auffällt. Charakteristischerweise spricht eine ausgedehntere Schädigung eher für einen nonokklusiven Verschluss (Brandt u. Boley 1992). Spezifische Laborparameter existieren nicht, Anstiege der LDH und des Serumlaktats deuten allerdings auf eine schwere Ischämie hin (Robert et al. 1993; Tabelle 4.2).

Falls keine Peritonitiszeichen vorliegen, sollte eine Koloskopie binnen 48 Stunden durchgeführt werden. Die endoskopischen Veränderungen (erythematöse und ödematöse Mukosa, hämorrhagische Noduli mit Einblutungen in die Submukosa – entsprechend den radiologisch sichtbaren „thumbprints" – und eingestreute Ulzerationen) sind allerdings nicht spezifisch und erlauben allenfalls, aufgrund des segmentalen Befallsmusters eine entsprechende Verdachtsdiagnose zu stellen. Da koloskopisch wie histologisch keine Differenzierung zwischen rein mukosaler und transmuraler Ischämie möglich ist, werden etwa 50% der Patienten mit Zeichen einer ischämischen Kolitis nach Aortenchirurgie unnötig laparo-

Tabelle 4.2. Intestinale Ischämie – Charakteristika

	Embolie	Thrombose	NOMI
Häufigkeit [%]	30	50	20
Klinik	Akut	Crescendo-Angina	Wechselnd
Verteilungsmuster	Dünndarm	Dünn- und Dickdarm	Segmental
Therapie	Chirurgisch	Chirurgisch	Vasodilatator

tomiert. In diesem Zusammenhang wird auf die Notwendigkeit anderer diagnostischer Modalitäten wie intramukosale pH-Messung oder Druckmessung in der Arteria mesenterica inferior hingewiesen (Houe et al. 2000).

Charakteristische Wandveränderungen, wie Verdickung, Inhomogenität der Struktur und Pneumatose, können sowohl sonographisch als auch CT-morphologisch nachgewiesen werden. Der Wert beider Verfahren ist allerdings aufgrund der geringen Spezifität im Hinblick auf Schweregrad und Prognose ebenfalls begrenzt (Philpotts et al. 1994; Danse et al. 2000).

Die Dopplersonographie ist ein sehr sensitives Verfahren zum Nachweis proximaler Mesenterialstenosen, allerdings finden sich erwartungsgemäß auch bei einer Vielzahl asymptomatischer Patienten relevante Stenosen (Roobottom u. Dubbins 1993). Die diagnostische Genauigkeit kann durch dynamische Flussmessungen vor und nach Gabe einer Reizmahlzeit gesteigert werden (Muller 1992). Direkte Blutflussmessungen in der ischämischen Darmwand scheinen außerdem prognostisch bedeutsam zu sein, da ein fehlendes intramurales Signal prädiktiv für eine kompliziert verlaufende Kolitis ist (Danse et al. 2000).

Eine Mesenterikographie ist in der Regel nicht indiziert, da sich mit Eintritt der klinischen Symptome der Blutfluss im Kolon meist schon wieder normalisiert hat. In Einzelfällen ist die Untersuchung jedoch von großem Nutzen, insbesondere wenn eine gleichzeitige Dünndarmischämie nicht ausgeschlossen werden kann. Diese würde man bei schweren Allgemeinsymptomen oder sonographisch sichtbarer Verdickung auch des rechtsseitigen Kolons vermuten (Greenwald u. Brandt 1998).

Differentialdiagnose

Bei allen Patienten mit Verdacht auf eine ischämische Kolitis sollten Stuhlkulturen zum Ausschluss einer infektiösen Kolitis angelegt werden. Besonders Infektionen mit Salmonellen, Shigellen, Campylobacter und E. coli O157:H7 können eine Ischämie vortäuschen oder dieser sogar ursächlich zugrunde liegen (Su et al. 1998). Die pseudomembranöse Kolitis wird durch Clostridium difficile, aber auch durch andere infektiöse Erreger (Staphylokokken, E. coli, Pseudomonas etc.) oder Toxine und Medikamente (Chlorpropamid, Quecksilber, Alosetron) verursacht (Friedel et al. 2001). Ein der Ischämie vergleichbarer Pathomechanismus (Endothelschaden, verminderte Gewebeoxygenierung) führt außerdem zu ähnlichen endoskopischen und histologischen Veränderungen. Für eine ischämische Schädigung spricht die komplette Nekrose der Mukosa und eine diffuse Ausbildung der Pseudomembranen (Price u. Davies 1997).

Auch die Abgrenzung der Ischämie zu den chronisch-entzündlichen Darmerkrankungen kann schwierig sein. So wurde eine 30-jährige Patientin mit bekannter Colitis ulcerosa wegen akut aufgetretener rechtsseitiger Thoraxschmerzen unter der Verdachtsdiagnose eines BWS-Syndroms stationär aufgenommen. In einem auswärtigen Krankenhaus war vor einem Jahr im Rahmen eines komplizierten Verlaufs (Kolonperforation, nachfolgend Peritonitis mit Gallenblasen- und Ulcus-ventriculi-Perforation) die Diagnose einer Colitis ulcerosa gestellt worden. Eine Woche vor Aufnahme war es zu einem neuerlichen Krankheitsschub mit 5–7 wässrigen, aber unblutigen Durchfällen gekommen. Nach Steigerung der Prednisolon-Dosis von 10 auf 40 mg/Tag waren die Beschwerden rückläufig. Bei Aufnahme klagte die Patientin über leichte Dyspnoe, rechts-thorakale atemabhängige Schmerzen, Inappetenz und Gewichtsabnahme bei postprandial verstärkten abdominellen Schmerzen. Bei der *klinischen Untersuchung* fielen ein Status febrilis, klingende Rasselgeräusche über dem rechten Lungenunterfeld und ein periumbilikales Strömungsgeräusch auf. *Laborchemisch* fanden sich deutlich erhöhte Entzündungsparameter (CRP 221 mg/l) und eine mäßige Eisenmangelanämie (Hb 127 g/l). *Blutgasanalyse* (PO_2 69 mmHg, pCO_2 30 mmHg, pH 7,44), *EKG* (SR, 96/min, Indifferenztyp, $S_I Q_{III}$) und *Röntgenthoraxbefund* (Infiltrat rechts basal mit Ergussbildung) waren vereinbar mit dem klinischen Verdacht einer Lungenembolie, die szintigraphisch bestätigt wurde. Als Emboliequelle fand sich *echokardiographisch* ein Thrombus im rechten Vorhof, der operativ entfernt wurde. Im Rahmen der weiteren Abklärung der persistierenden abdominellen Schmerzen fielen bei der *Dopplersonographie* der abdominellen Gefäße ein kompletter Verschluss des Truncus coeliacus und eine hochgradige abgangsnahe Stenose der A. mesenterica superior (Abb. 4.2) auf. Nach angiographischer Bestätigung des Befundes (Abb. 4.3) wurde in gleicher Sitzung eine PTA durchgeführt, nach der die Patientin beschwerdefrei war. Die Diagnose einer ischämischen Kolitis konnte letztendlich koloskopisch (typische Ulzerationen im Sinne einer Grenzstromischämie im Bereich der Ileotransversostomie; Abb. 4.4) und auch histologisch (ältere und frischere Thromben in allen Wandschichten; Abb. 4.5) gesichert werden. Als Ursache der ausgeprägten Thrombophilie konnte neben exogenen Faktoren (Nikotin, Kontrazeptivum) die heterozygote Form

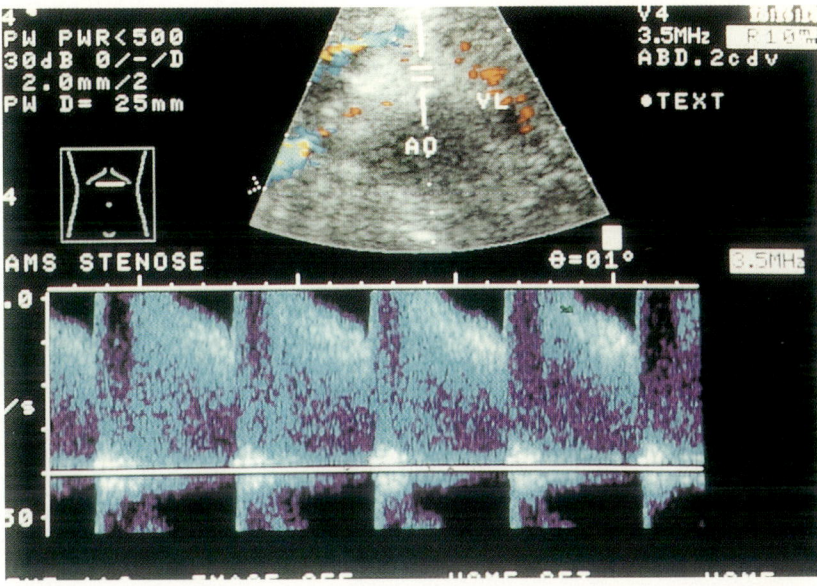

Abb. 4.2. Farbdopplersonographie der A. mesenterica superior mit Nachweis einer ausgeprägten systolischen (ca. 3 m/sec) und diastolischen Flussbeschleunigung (ca. 1,5 m/sec) als Hinweis auf eine signifikante abgangsnahe Stenosierung

Abb. 4.3. Angiographischer Nachweis eines kompletten Verschlusses des Truncus coeliacus und einer kurzstreckigen hochgradigen Stenose der A. mesenterica superior

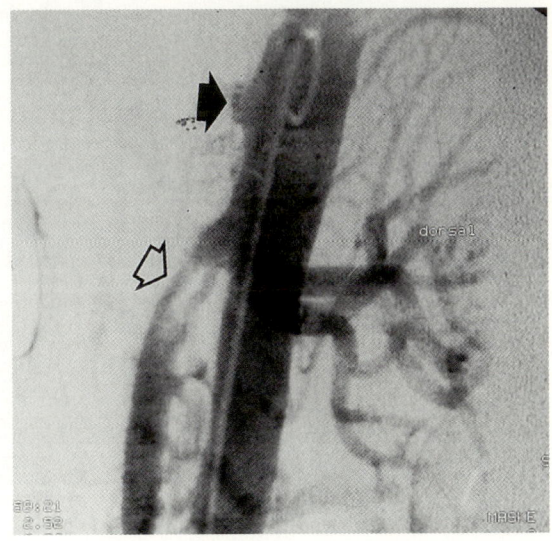

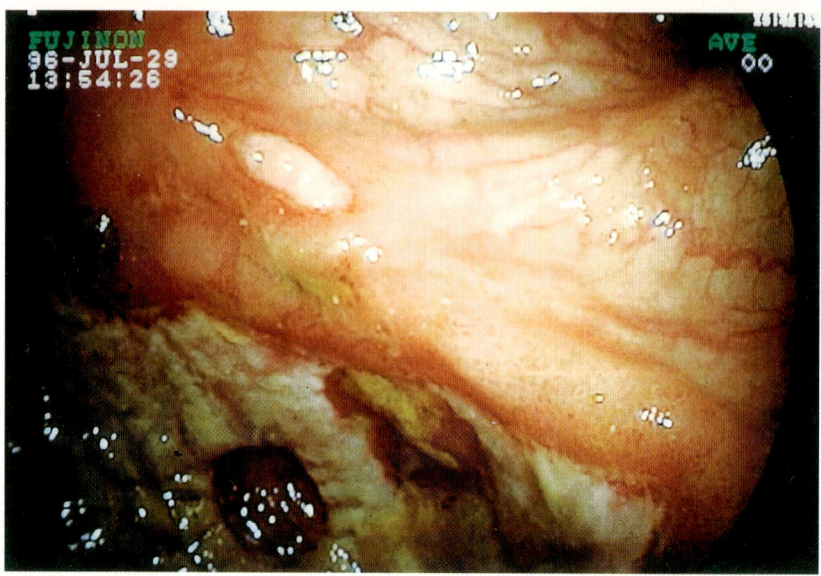

Abb. 4.4. Koloskopisches Bild einer ischämischen Kolitis im Anastomosenbereich (Z. n. Ileotransversostomie)

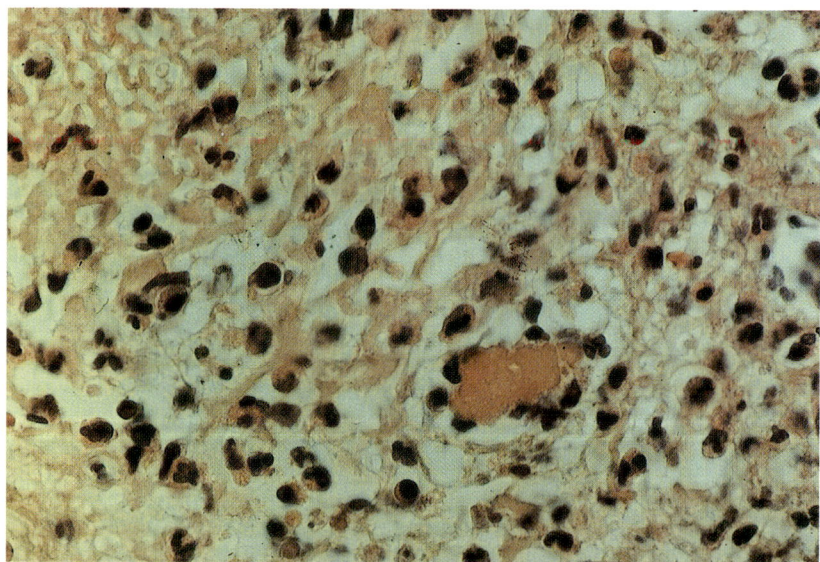

Abb. 4.5. Gefäßthromben im histologischen Schnitt der Kolonwand (H & E)

einer APC-Resistenz (aktiviertes Protein C 1,5, Faktor-V-Genmutation) diagnostiziert werden (Ludwig et al. 1998).

Eine weitere seltene Differentialdiagnose ist die NSAR-induzierte Enteropathie, gekennzeichnet durch flache Ulzera und diaphragmaähnliche Strikturen. Die Histologie erlaubt keine Unterscheidung zur ischämischen Kolitis, außerdem findet sich häufig eine Assoziation mit der kollagenen Kolitis (Püspök et al. 2000).

Therapie und Prognose

Peritonitis und Perforation als Folge einer Kolonischämie erfordern verständlicherweise die sofortige chirurgische Intervention. Bei Vorliegen einer „nonocclusive disease" können über einen im vasospastischen Gefäß einliegenden Katheter vasodilatierende Substanzen (z. B. Papaverin) infundiert werden (Rivers 1990). In allen anderen Fällen ist eine konservative Therapie mit kardialer Stabilisierung und Antibiotikatherapie gerechtfertigt. Letztere verkürzte zumindest im Tiermodell signifikant Ausdehnung und Schweregrad der Ischämie (Saegesser et al. 1981). Vasokonstriktiv wirkende Medikamente sollten abgesetzt werden, bei ausgeprägter Kolondilatation muss eine endoskopische Dekompression erfolgen. Bei der Mehrheit der Patienten bessert sich die Symptomatik innerhalb von 24–48 Stunden und ist nach 2 Wochen nicht mehr vorhanden. In schweren Fällen kann die komplette Ausheilung jedoch bis zu 6 Monate dauern. Hier sind wiederholte Koloskopien zur Beurteilung der Ausdehnung und des Schweregrads, aber auch zum Ausschluss von Strikturen indiziert. Nicht ausheilende Segmente mit anhaltenden Symptomen wie Fieber, blutigen Stühlen, Sepsis oder Eiweißverlustsyndrom sollten auch im Hinblick auf eine deutlich erhöhte Perforationsgefahr reseziert werden (Greenwald u. Brandt 1998). Wenige symptomatische segmentale Kolitiden werden häufig als chronisch-entzündliche Darmerkrankungen fehlgedeutet. Diese Patienten sprechen charakteristischerweise nicht oder kaum auf Steroide an und haben ein erhöhtes Perforationsrisiko. Durch die routinemäßige Durchführung der mesenterialen Dopplersonographie könnte sicherlich ein Teil dieser Fehldiagnosen sowie unnötige invasive Diagnostik und Therapie vermieden werden, da nur symptomatische Patienten mit höhergradigen Stenosen in mindestens zwei mesenterialen Hauptstämmen von einer operativen Revaskulisierung profitieren (Ludwig et al. 1998; Roobottom u. Dubbins 1993). Die perkutane transluminale Angioplastie (PTA) ist mittlerweile ein alternatives und konkurrierendes Verfahren zur operativen Behandlung zöliakaler und mesenterialer Stenosen mit einer Erfolgsrate von ca. 90% (Odurny et al. 1988).

Schlussfolgerung

Ursachen und Symptomatik der intestinalen Ischämie umfassen ein weites Spektrum. Mit steigendem Altersdurchschnitt der Bevölkerung wird auch die Inzidenz der Erkrankung eher zunehmen. Frühzeitige Diagnose, engmaschige Verlaufskontrolle und detaillierte Ursachenforschung, besonders bei jüngeren Patienten, sind Voraussetzungen für eine erfolgreiche Behandlung der Erkrankung.

Literatur

Bradbury AW, Brittenden J, McBride et al. (1995) Mesenteric ischaemia: a multidisciplinary approach. Br J Surg 82:1446
Brandt LJ, Boley SJ (1992) Colonic ischaemia. Surg Clin North Am 72:203
Danse EM, Van Beers BE, Jamart J (2000) Prognosis of ischemic colitis: comparison of color Doppler sonography with early clinical and laboratory findings. AJR 175:1151
Friedel D, Thomas R, Fisher RS (2001) Ischemic colitis during treatment with Alosetron. Gastroenterology 120:557
Grace PA (1994) Ischaemia-reperfusion injury. Br J Surg 81:637
Greenwald DA, Brandt LJ (1998) Colonic ischaemia. J Clin Gastroenterol 27:122
Harward TR, Brooks DL, Flynn TC et al. (1993) Multiple organ dysfunction after mesenteric artery revascularization. J Vasc Surg 18:459
Houe T, Thorboll JE, Sigild U et al. (2000) Can colonoscopy diagnose transmural ischemic colitis after abdominal aortic surgery? An evidence-based approach. Eur J Vasc Surg 19:304
Ludwig D, Stahl M, David-Walek T et al. (1998) Ischemic colitis, pulmonary embolism, and right atrial thrombosis in a patient with inherited resistance to activated protein C. Dig Dis Sci 6:1362
Matsumoto T, Iida M, Kimura Y et al. (1994) Clinical features in young adult patients with ischemic colitis. J Gastroenterol Hepatol 9:572
Muller AF (1992) Role of duplex Doppler ultrasound in the assessment of patients with postprandial abdominal pain. Gut 33:460
Odurny A, Sniderman KW, Colapinto RF (1988) Intestinal angina: Percutaneous transluminale angioplasty of the celiac and superior mesenteric arteries. Radiology 167:59

Philpotts LE, Heiken JP, Westcott MA et al. (1994) Colitis: Use of CT findings in differential diagnosis. Radiology 190:445

Price EB, Davies DR (1997) Pseudomembraneous colitis. J Clin Pathol 30:1

Püspök A, Kiener HP, Oberhuber G (2000) Clinical, endoscopic, and histological spectrum of nonsteriodal antiinflammatory drug-induced lesions in the colon. Dis Colon Rectum 43:685

Rivers S (1990) Acute nonocclusive intestinal ischaemia. Semin Vasc Surg 3:172

Robert JH, Mentha G, Rohner A (1993) Ischemic colitis: two distinct patterns of severity. Gut 34:4–6

Roobotom CA, Dubbins PA (1993) Significant disease of the celiac and superior mesenteric arteries in asymptomatic patients: predictive value of Doppler sonography. AJR 161:985

Saegesser F, Loosli H, Robinson JWL et al. (1981) Ischemic diseases of the large intestine. Int Surg 66:103

Su C, Brandt LJ, Sigal SH et al. (1998) The immunohistological diagnosis of E. coli O157:H7 colitis: possible association with colonic ischaemia. Am J Gastroenterol 93:1055

Udassin R, Vromen A, Haskel Y (1994) The time sequence of injury and recovery following transient reversible intestinal ischaemia. J Surg Res 56:221

Zelenock GB, Strodel WE, Knol JA et al. (1989) A prospective study of clinically and endoscopically documented colonic ischaemia in 100 patients undergoing aortic reconstructive surgery with aggressive colonic and direct pelvic revascularization, compared with historic controls. Surgery 106:771

TEIL II

Neue Aspekte in der Therapie mit Mesalazin

KAPITEL 5

Grenzbereiche der Dosierung von Mesalazin

M. Gök · L. Oelschlegel

In den vergangenen Dekaden konnten Fortschritte bei der medikamentösen Behandlung der chronisch entzündlichen Darmerkrankungen (CED) erreicht werden.

Als erstes wirksames Therapeutikum wurde Sulfasalazin schon in den 40er-Jahren zur Behandlung der CED eingeführt (Svartz 1942). In den späten 70er-Jahren konnte gezeigt werden, dass die therapeutische Aktivität des Sulfasalazin-Moleküls vom Mesalazin-Anteil (5-Aminosalicylsäure, 5-ASA) ausgeht (Azad et al. 1977). In der Folge wurden in den 80er Jahren neue Mesalazin-Formulierungen entwickelt, um eine gezielte Freisetzung im Ileum und Kolon zu erreichen (Hanauer 1996).

Mesalazin-Präparate haben sich als „First-Line"-Therapeutika bei der modernen Standardtherapie der CED im akuten Schub und bei der Remissionserhaltung etabliert (Sutherland u. Shaffer 1993). Gegenwärtig werden bei der CED zwischen 1,5 und 4,8 g Mesalazin täglich auf mehrere Einnahmen verteilt (Sutherland u. Shaffer 1993). Bei der Colitis ulcerosa zeigten höhere Dosen von Mesalazin (3 g/d) eine bessere Effektivität bei der Remissionserhaltung als niedrigere Dosen (1,5 g/d; Fockens et al. 1995). Bei leicht bis moderat aktiver Colitis ulcerosa zeigen verschiedene Studien ebenfalls eine bessere Wirksamkeit höherer Dosen hinsichtlich des Erreichens einer Remission (Mulder u. van den Hazel 1998). Dosisabhängige Untersuchungen beim Morbus Crohn liegen nur wenige vor, aber die bisher verfügbaren Ergebnisse geben auch hier Hinweise auf eine höhere Wirksamkeit unter höheren Dosen von Mesalazin (Mulder u. van den Hazel 1998).

Bezüglich des Trends zum Einsatz höherer Dosen von 4–6 g Mesalazin pro Tag ist auch die Beurteilung der Nebenwirkungen von Bedeutung. Bislang konnte keine eindeutige Dosisabhängigkeit der bekannten Nebenwirkungen von Mesalazin festgestellt werden (Mulder u. van den Hazel 1998).

Ein weiteres, für die Patientencompliance nicht unbedeutendes Kriterium, stellt die Einnahmemodalität der höheren Dosen dar. Bis vor einem Jahr gab es orale Formen mit maximal 500 mg Mesalazin. Für manche Patienten war die Einnahme von 8 und mehr Tabletten täglich nicht tolerabel. Der höheren Tagesdosis kommt inzwischen eine Mesalazin-Formulierung entgegen, die 1 g Mesalazin in Form von Mikropellets enthält (Pentasa Sachet 1000 mg). In einer Studie mit gesunden Probanden konnten gleiche gastrische Freisetzungsraten und Kolonverteilungsmuster bei dieser neuen freien Mikropellet-Formulierung wie bei der Mikropellet-Tablette (Pentasa 500-mg-Tablette) gefunden werden (Wilding et al. 2000).

Im Folgenden wird eine Übersicht zur Wirksamkeit von Mesalazin-Präparaten bei der Behandlung der CED gegeben. Darüber hinaus wird die Bedeutung der Höherdosierung an einzelnen Studien mit dem Fokus auf Pentasa erörtert und hinsichtlich der Verträglichkeit diskutiert.

Mesalazin bei aktiver Colitis ulcerosa

Die Ergebnisse von drei Metaanalysen über einen Zeitraum bis 1996 sind in Tabelle 5.1 (modifiziert nach Klotz 2000) zusammengefasst. Auf diesen Daten basierend (Sutherland et al. 1997; Marshall u. Irvine 1995 a, b) kann festgestellt werden, dass Mesalazin gegenüber Plazebo klar überlegen und bei der Remissionserreichung auch etwas besser als Steroide ist. Allgemein bewegen sich die Remissionsraten bei Mesalazin zwischen 40 und 75%. Die Applikation von Mesalazin stellt somit die Behandlungsoption erster Wahl bei der aktiven Colitis ulcerosa dar (Klotz 2000).

Remissionserhaltung bei Colitis ulcerosa mit Mesalazin

Entsprechend des chronischen Verlaufs der Colitis ulcerosa erleiden ca. 80% der unbehandelten Patienten innerhalb eines Jahres nach Erreichen der Remission einen erneuten Schub (Ardizzone u. Porr 1998; Prakash u. Markham 1999; Sutherland 1999). Wie in einer Metaanalyse (Sutherland et al. 1997) zusammengefasst und in Tabelle 5.2 (modifiziert nach Klotz 2000) zu sehen ist, sind Aminosalicylate eindeutig für die Remissionserhaltung bei Colitis ulcerosa geeignet. Die jährliche Rückfallquote konnte um 30–50% reduziert werden (Sutherland et al. 1997; De Franchis et al. 1993; Riley 1998).

Tabelle 5.1. Zusammenfassung der gepoolten Daten aus drei Metaanalysen zur medikamenteninduzierten Remission bzw. Besserung der aktiven Colitis ulcerosa. Summe der Odds Ratio: <1 bedeutet Überlegenheit der erstgenannten Substanz; >1 bedeutet Überlegenheit der zweiten Substanz. *C.I.* Confidence Interval

Prüfsubstanzen	Pat. [n]	Studien [n]	Klinisches Ergebnis	Summe Odds Ratio (95% C.I.)	Referenzen
5-ASA vs.	892	4	Remission	0,52 (0,35–0,77)	Sutherland
Plazebo	905	8	Remission oder Besserung	0,39 (0,29–0,52)	et al. 1997
5-ASA vs.	404	5	Remission	0,75 (0,50–1,13)	Sutherland
Sulfasalazin	644	7	Remission oder Besserung	0,87 (0,63–1,20)	et al. 1999
	362	6	Endoskopische Remission	0,66 (0,42–1,04)	
Steroide rektal vs. 5-ASA rektal	571	7	Klinische Besserung	1,36 (0,88–2,09)	Marshall u. Irvine 1995a
		7	Endoskopische Besserung	1,06 (0,61–1,85)	
		7	Histologische Besserung	2,27 (1,22–4,27)	
		7	Remission (klinisch)	2,42 (1,72–3,41)	
		7	Remission (endoskopisch)	1,89 (1,29–2,76)	
		7	Remission (histologisch)	2,03 (1,28–3,20)	
Placebo vs. 5-ASA	472	5	Klinische Besserung oder Remission	7,40 (4,7–11,5) 10,4 (5,7–18,8)	Marshall u. Irvine 1995b

Wenn man Mesalazin-Präparate (ausgenommen Olsalazin) mit Sulfasalazin vergleicht, zeigen beide Substanzen eine ähnliche Wirkung (Klotz 2000; De Franchis et al. 1993). Sulfasalazin zeigt jedoch eine bessere Wirksamkeit als Olsalazin (Sutherland et al. 1997). Der beobachtete Unterschied ist auf zwei Fakten zurückzuführen. Erstens entsteht ein Bias zugunsten von Sulfasalazin, zumal die Einschlusskriterien bei den meisten Sulfasalazin-Studien voraussetzen, dass die Patienten die Prüfsubstanz vertragen, und zweitens waren die frühen Olsalazin-Studien aufgrund des medikamenteninduzierten Durchfalls durch eine sehr hohe Dropout-Rate gekennzeichnet. Beide Faktoren würden Sulfasalazin im Vergleich bevor-

Tabelle 5.2. Zusammenfassung der gepoolten Daten zum Erhalt der Remission bei Colitis ulcerosa mittels 5-ASA. Summe der Odds Ratio: <1 bedeutet Überlegenheit der erstgenannten Substanz; >1 bedeutet Überlegenheit der zweiten Substanz. *C.I.* Confidence Interval; *ns* nicht signifikant

Prüfsubstanzen	Pat. [n]	Studien [n]	Summe Odds Ratio (95% C.I.)	Beobachtungszeit der Remission	Referenzen
5-ASA vs. Plazebo	671	4	0,48 (0,35–0,65)	6–12 Monate	Sutherland et al. 1997
Olsalazin vs. Sulfasalazin	906	5	1,40 (1,07–1,84)	6–18 Monate	Sutherland et al. 1997
Sulfasalazin vs. 5-ASA	671	7	28 vs. 30% Rezidivrate (ns)	3,7–12 Monate	De Franchis et al. 1993
Placebo vs. 5-ASA	182	5	16,2 (4,7–55,9)	6–24 Monate	Marshall u. Irvine 1995b

teilen (Sutherland 1999; Riley 1998). In zwei früheren Metaanalysen liegt die Rate der Remissionserhaltung unter Mesalazin zwischen 54 und 80% (Marshall u. Irvine 1995b) und bei 72% unter Sulfasalazin (De Franchis et al. 1993), verglichen mit 15–20% unter Plazebo (Marshall u. Irvine 1995b).

Mesalazin bei aktivem Morbus Crohn

Das klinische Erscheinungsbild der Symptome und Komplikationen des Morbus Crohn ist vielfältiger als bei der Colitis ulcerosa. Primär werden Retardformulierungen von Mesalazin bei Patienten mit leichtem bis mittelschwerem Krankheitsverlauf bei aktivem Morbus Crohn eingesetzt (Prakash u. Markham 1999; Sutherland 1999; Tromm et al. 1999). Die Resultate verschiedener kontrollierter klinischer Studien (Rasmussen et al. 1987; Mahida u. Yewell 1990; Singleton et al. 1993; Tremain et al. 1994; Wright et al. 1995) sind sehr variabel und teilweise widersprüchlich, wie aus Tabelle 5.3 (modifiziert nach Klotz 2000) zu entnehmen ist.

Unter Plazebo konnten schon Remissionsraten zwischen 18 und 35% erreicht werden (Prakash u. Markham 1999; Sutherland 1999; Tromm et al. 1999; Rasmussen et al. 1987; Mahida u. Yewell 1990; Singleton et al. 1993; Singleton 1994; Tremain et al. 1994; Wright et al. 1995), die denen von Me-

Tabelle 5.3. Zusammenfassung der plazebokontrollierten Studien mit Aminosalicylaten bei Morbus Crohn

Tägliche Dosis	Pat. [n]	Klinische Besserung [%]	Remission [%]	Referenzen
5-ASA				
1,5 g	37/30	30	40	Rasmussen et al. 1987
1,5 g	20/20	35	45	Mahida u. Yewell 1990
1 g	80/80	18	23	Singleton et al. 1993
2 g	75		24	
4 g	75		43	
3,2 g	18/20	22	60	Tremain et al. 1994
Olsalazin				
(1 g b.i.d.)	45/46	49	17	Wright et al. 1995

salazin in einigen Studien entsprachen. Trotzdem zeigten andere Studien mit höheren Dosen Mesalazin höhere Remissionsraten als Plazebo: 43 vs. 18% (Singleton et al. 1993) bzw. 60 vs. 22% (Tremain et al. 1994). Um beim aktiven Morbus Crohn mit Mesalazin deutliche Remissionsraten zu erreichen, sollte die tägliche Dosis über 3 g liegen. Mit 4 g/Tag konnte z. B. eine Remission bei 55% der Patienten beobachtet werden (Colombel et al. 1999).

Remissionserhaltung bei Morbus Crohn mit Mesalazin

Nach einer ersten Metaanalyse konnte die Remission bei Morbus Crohn unter Plazebo im ersten Jahr bei 65% und im zweiten Jahr bei 45% der Patienten erhalten werden (Salomon et al. 1992). Mehrere Studien zum Erhalt der medikamentös induzierten Remission unter Mesalazin zeigten ähnliche Werte (Klotz 2000). Inzwischen wurden 3 Metaanalysen im Zeitraum bis 1997 durchgeführt und auch verschiedene Subgruppen identifiziert, die am besten auf eine Mesalazin-Therapie ansprachen (Messori et al. 1994; Messori u. Rampazzo 1993; Steinhart et al. 1994; Camma et al. 1997). In Tabelle 5.4 (modifiziert nach Klotz 2000) sind die Ergebnisse dieser Metaanalysen im Überblick dargestellt.

Tabelle 5.4. Zusammenfassung der gepoolten Daten von Metaanalysen zum Erhalt der Remission bei Morbus Crohn mit 5-ASA. Summe Odds Ratio: <1 bedeutet Überlegenheit der erstgenannten Substanz; >1 bedeutet Überlegenheit der zweitgenannten Substanz. *C.I.* Confidence Interval

Prüfsubstanzen	Pat. [n]	Studien [n]	Summe Odds Ratio (95% C.I.)	Beobachtungs-zeit	Rate der Rezidivfreiheit	Referenzen
5-ASA vs. Plazebo oder vs. keine Therapie	523	5	0,56 (0,37–0,84) 0,47 (0,33–0,67) 0,53 (0,38–0,73)	6 Monate 12 Monate 24 Monate	91% vs. 77% 84% vs. 60% 72% vs. 50%	Messori et al. 1994
5-ASA vs. Plazebo Sulfasalazin vs. Plazebo	596 383	5 4	0,63 (0,50–0,79) 1,08 (0,81–1,44) Summierte Risikodifferenz	12 Monate		Steinhart et al. 1994
5-ASA vs. Plazebo oder vs. keine Therapie Postoperative Remission Medikamentöse Remission	2097	15	−6,3% (−10,4–2,1%) −13,1% (−21,8/−4,5%) −4,7% (−4,7/2,8%)	4–48 Monate	(2 p=0,0028)	Camma et al. 1997

Der Benefit der Mesalazin-Therapie kann insbesondere für Patienten beobachtet werden, die postoperativ eine Remission erreicht haben, die unter einer terminalen Ileitis litten oder einen lang andauernden Krankheitsverlauf haben (Camma et al. 1997). Innerhalb des ersten Jahres kann unter Plazebo bzw. nicht weitergeführter Therapie eine Rezidivrate von bis zu 60% beobachtet werden. Die niedrigsten Rezidivraten (10–30%) unter Mesalazin zeigten Patienten postoperativ (Camma et al. 1997; Ewe et al. 1989; Caprilli et al. 1994). Eine aktuelle europäische Multicenterstudie (Lochs et al. 2000; Sutherland 2000) stellt allerdings diese Ergebnisse wieder in Frage. Die Variabilität der klinischen Ergebnisse aus den verschiedenen Studien mit Aminosalicylaten ist möglicherweise auf die unterschiedlichen Präparationen und Dosierungen zurückzuführen, da diese jeweils die Konzentrationen des Wirkstoffes am Entzündungsort determinieren (Klotz 2000). Diese Annahme wird durch jüngste Untersuchungen gestützt, die zeigen, dass postoperativ alle Patienten mit intramukosalen Mesalazin-Konzentrationen unter 20 ng/mg ein Rezidiv an der neoilealen Stelle zeigten, während Patienten mit mehr als 100 ng/mg Mesalazin im Gewebe keine Rezidive zeigten (Frieri et al. 1999). Rezidive sind häufiger bei Patienten mit End-zu-End-Anastomose (Frieri et al. 2000). Höhere intramukosale Konzentrationen von Mesalazin liegen bei Patienten mit End-zu-Seit-Anastomose und Seit-zu-Seit-Anastomose vor (Frieri et al. 2000).

Dosisabhängigkeit der Wirksamkeit von Mesalazin

Bei leichter bis mittelschwerer Colitis ulcerosa konnte zur Erlangung einer kompletten Remission unter oralen Mesalazin-Präparaten eine eindeutige Dosisabhängigkeit festgestellt werden. In Tabelle 5.5 (modifiziert nach Sutherland u. Shaffer 1993) sind die Summen der Odds Ratio für die verschiedenen Dosisbereiche dargestellt.

Patienten mit weniger als 2 g Mesalazin täglich zeigten keine Unterschiede zur Plazebogruppe. Die Summe der Odds Ratio von Patienten, die mindestens 2 g Mesalazin täglich erhielten, hob sich signifikant von der Plazebogruppe ab (Sutherland u. Shaffer 1993).

In einer Multicenterstudie (Abb. 5.1) bei Patienten mit leichter bis mittelschwerer Colitis ulcerosa konnte nach einer Behandlungszeit von 6 Wochen unter Plazebo eine Remission bzw. Verbesserung der Symptomatik bei 23%, unter 1,6 g Mesalazin täglich bei 43% und unter 2,4 g Mesalazin

Tabelle 5.5. Summe der Odds Ratios zum Erreichen der Remission bei leichter bis mittelschwerer Colitis ulcerosa in Abhängigkeit von der täglichen 5-ASA-Dosis

Dosisbereich	Referenzen	Summe Odds Ratio (95% C.I.)
<2 g/Tag	Hanauer et al. 1989; Sninsky et al. 1991; Schroeder et al. 1987	1,52 (0,89–2,60)
2–2,9 g/Tag	Hanauer et al. 1989; Sninsky et al. 1991; Feuerle et al. 1989; Hetzel et al. 1986; Sutherland et al. 1990)	1,86 (1,26–2,75)
>3 g/Tag	Hanauer et al. 1989; Zinberg et al. 1990; Schroeder et al. 1987; Sutherland et al. 1990; Robinson et al. 1988	2,68 (1,82–3,94)

täglich bei 49% der Patienten erreicht werden. Gegenüber der Plazebogruppe waren diese Unterschiede statistisch signifikant (Sninsky et al. 1991).

In einer weiteren kontrollierten Studie wurden 2–4 g/Tag Mesalazin bei Patienten mit leichter bis mittelschwerer Colitis ulcerosa gegen Plazebo verglichen (Hanauer et al. 1993). Nach einer Behandlungsphase von 8 Wochen konnten sowohl unter 2 g als auch unter 4 g Mesalazin täglich eine kli-

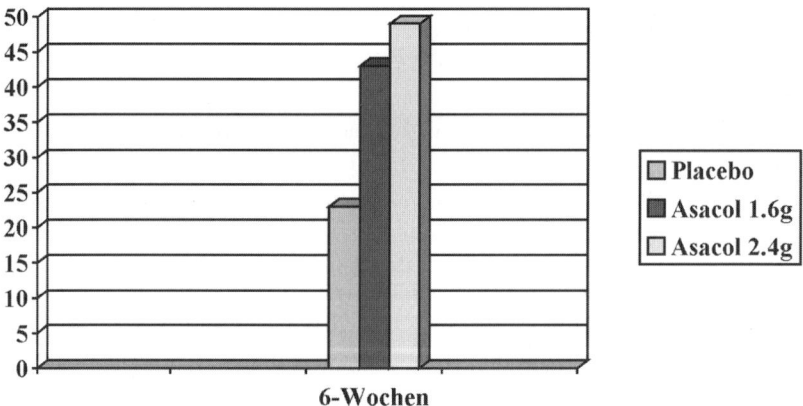

Abb. 5.1. Prozentualer Anteil der Colitis-ulcerosa-Patienten (n=131) mit Remission bzw. Verbesserung der Symptomatik nach 6-wöchiger Behandlung mit Plazebo, 1,6 g/d bzw. 2,4 g/d Asacol (nach Sninsky et al. 1991). Signifikanzlevel p=0,03 bei 1,6 g/d und p=0,003 bei 2,4 g/d vs. Plazebo

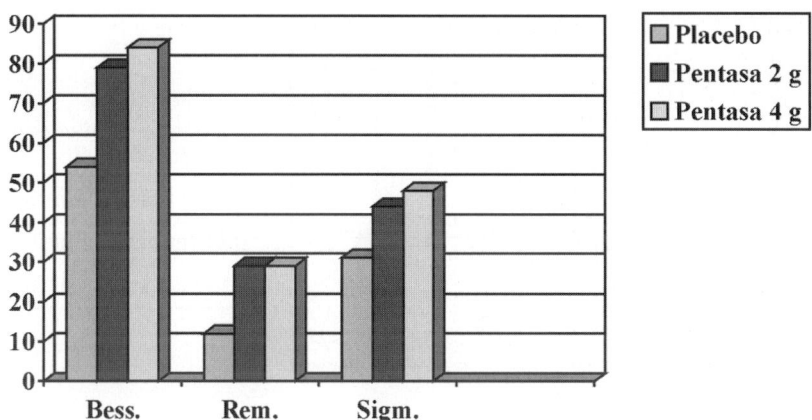

Abb. 5.2. Prozentualer Anteil der Colitis-ulcerosa-Patienten (n=374) mit Remission, Besserung der Symptomatik und der sigmoidoskopischen Befunde nach 8-wöchiger Behandlung mit Plazebo, 2 g/d bzw. 4 g/d Pentasa (nach Hanauer et al. 1993). Signifikanzlevel p< 0,03 vs. Plazebo. *Bess.* Besserung der klinischen Symptomatik, *Rem.* Remission, *Sigm.* sigmoidoskopischer Index

nische Besserung, Remission und sigmoidoskopische Befundverbesserung erreicht werden, die signifikant besser war als unter Plazebo (Abb. 5.2).

In einer Studie zur Erhaltungstherapie bei Colitis ulcerosa wurde an insgesamt 169 Patienten über ein Jahr lang die Remissionserhaltung unter 1,5 g mit 3 g Mesalazin täglich verglichen (Fockens et al. 1995). Die Gruppe mit der höheren Dosis hatte zwar innerhalb des Beobachtungszeitraumes mit 33% eine niedrigere Rezidivrate als die niedriger dosierte Gruppe mit 46%, dieser Unterschied war allerdings nicht statistisch signifikant (p=0,057).

Zur Therapie des aktiven Morbus Crohn wurde eine Studie mit insgesamt 310 Patienten durchgeführt, die in eine Plazebogruppe und in Behandlungsgruppen mit 1 g, 2 g und 4 g täglicher Mesalazin-Dosis aufgeteilt wurden (Singleton et al. 1993). Es wurde die Änderung des Crohn's Disease Activity Indexes (CDAI) in den ersten 16 Behandlungswochen beobachtet. Patienten unter 4 g täglicher Mesalazin-Dosis zeigten eine Senkung des CDAI um 72 Punkte, während die Plazebogruppe lediglich eine Senkung um 21 Punkte erreichte (p<0,01). Weitere Resultate dieser Studie sind als Übersicht in Abb. 5.3 zu ersehen.

Im Rahmen dieser Studie wurde auch die Lebensqualität mit folgenden 7 Parametern untersucht: Sexualleben, soziale Aktivitäten, Beruf, Hob-

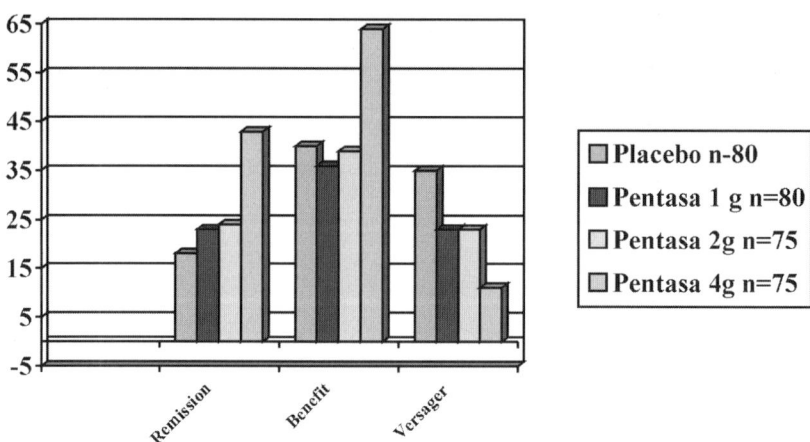

Abb. 5.3. Prozentualer Anteil der Patienten mit akutem Morbus Crohn (n=310) nach 16 Wochen Behandlung mit Plazebo oder 1–4 g/d Pentasa hinsichtlich Erreichen der Remission, Besserung bzw. Therapieversager (nach Singleton et al. 1993)

bys/Freizeit, Aktivitäten im Freien, Schlaf und Aktivitäten zu Hause. Dabei bewirkten 4 g Pentasa/Tag eine signifikante (p<0,03) Besserung im Vergleich zum Ausgangspunkt bei allen Parametern der Lebensqualität. Ein signifikanter (p<0,02) linearer Trend zwischen Erhöhung der Mesalazin-Dosis und Steigerung der Wirkung wurde auch beobachtet. 1 und 2 g/Tag Pentasa bewirkten eine Steigerung der Lebensqualität, zeigten aber kein Signifikanzniveau verglichen mit Plazebo in der klinischen Wirksamkeit.

Bei der lokalen Therapie (rektal) mit Mesalazin zeigte sich keine Steigerung der Wirksamkeit mit höheren Dosen. In einer frühen Studie mit Mesalazin-Klysmen bei distaler Colitis ulcerosa konnte kein Unterschied in der Wirksamkeit von 1-g- und 2-g-Klysmen gezeigt werden (Powell-Tuck u. Parkins 1984). Daraufhin wurde eine große Multicenterstudie durchgeführt, in der 276 Patienten mit distaler Colitis ulcerosa in Gruppen randomisiert wurden, die über 8 Wochen entweder Plazebo, 1-g-, 2-g- oder 4-g-Mesalazin-Klysmen bekamen. Alle Verumgruppen zeigten eine deutliche Besserung der Symptomatik oder Remissionsrate, die signifikant über der von der Plazebogruppe lag (p<0,05). Allerdings gab es keine Wirksamkeitsunterschiede (Abb. 5.4) zwischen den verschiedenen Verumgruppen (Hanauer 1989).

Obwohl weitere Studien diese Befunde bestätigen und keine Wirkungsverbesserung zwischen 2-g- und 4-g-Mesalazin-Klysmen zeigen konnten

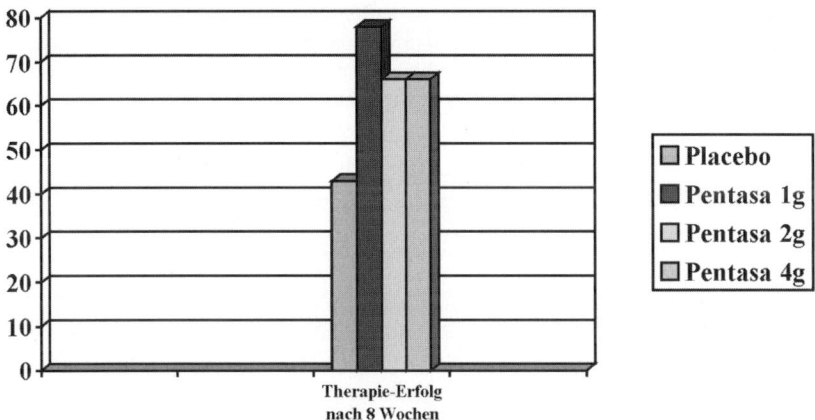

Abb. 5.4. Prozentualer Anteil der Patienten (n=276) mit distaler Colitis ulcerosa, die nach 8 Wochen Behandlung mit Plazebo, 1-g-, 2-g- oder 4-g-Mesalazin-Klysmen eine deutliche Besserung der Symptomatik bzw. eine Remission erlangten. Der Unterschied aller Verumgruppen zu Plazebo war signifikant (p<0,05). Zwischen den Verumgruppen war kein signifikanter Unterschied (nach Hanauer 1989)

(Campieri et al. 1984; Selby et al. 1984; Ginsberg et al. 1988; Gandolfo et al. 1987), kann eine Kombination von oralem und rektalem Mesalazin noch zu einer Wirkungssteigerung führen (Safdi et al. 1997). An insgesamt 60 Patienten mit aktiver distaler Colitis ulcerosa wurde über 6 Wochen in drei Gruppen die Wirksamkeit von 2,4 g/d Mesalazin p.o., 4 g/d Mesalazin rektal und die Kombination beider Therapeutika untersucht. Dabei wurde das Sistieren der rektalen Blutungen zur Definition des Behandlungser-folges herangezogen. Während sich die Ergebnisse der oralen vs. rektalen Applikation nicht unterschieden, zeigte die Kombination eine signifikant bessere Wirksamkeit (Tabelle 5.6 und Abb. 5.5).

Dosisabhängigkeit der Nebenwirkungen von Mesalazin

Bezüglich des Trends zum Einsatz höherer Dosen von bis zu 4–6 g pro Tag ist auch das Nebenwirkungsprofil der neueren Mesalazin-Präparate dem des klassischen Sulfasalazins deutlich überlegen. Die meisten Nebenwir-kungen von Sulfasalazin sind eng mit dem Sulfapyridin-Anteil des Mo-leküls verknüpft. Demgegenüber werden die Salicylate ohne Sulfapyridin-Anteil deutlich besser vertragen (Tabelle 5.7).

Tabelle 5.6. Ende der rektalen Blutung bei Patienten mit distaler Colitis ulcerosa innerhalb eines Behandlungszeitraums von 6 Wochen unter 1) 4-g-Mesalazin-Klysmen, 2) 2,4 g/d Mesalazin-Tabletten und Kombination aus Klysmen und Tabletten. Das Ende der rektalen Blutung ist definiert als Abwesenheit von Blut im Stuhl für mindestens 4 Tage und im Folgenden bis zum Ende der Studie (modifiziert nach Safdi et al. 1997)

Behandlung	Anzahl Pat. ohne rektale Blutung (Therapieerfolg)	Anzahl Tage bis Ende der rektalen Blutung [Median ± SD]
1. Rowasa-Klysmen (n=16)	11 (68,8%)	24,79±4,19
2. Asacol-Tabletten (n=22)	10 (45,5%)	25,50±2,67
3. Klysmen + Tabletten (n=18)	16 (88,9%)	11,89±2,78
p-Werte Kombination vs. Einzeltherapien	0,013	0,004

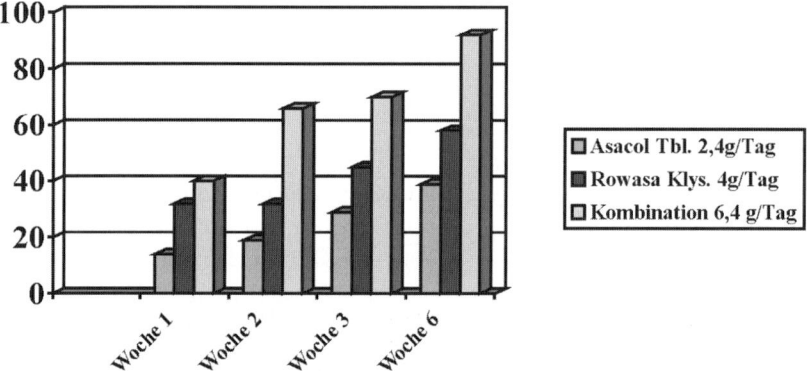

Abb. 5.5. Prozentualer Anteil der Patienten mit distaler Colitis ulcerosa (n=60) ohne rektale Blutungen über eine Behandlungsdauer von 6 Wochen (nach Safdi et al. 1997)

Nebenwirkungen, die mit Mesalazin in Zusammenhang gebracht werden, sind insbesondere Kopfschmerzen, Fieber, Exanthem, Pneumonitis, Perikarditis, Pankreatitis, hämorrhagische Kolitis, Diarrhöe, interstitielle Nephritis und Muskelschmerzen (s. folgende Übersicht).

Bislang konnte keine eindeutige Dosisabhängigkeit der bekannten Nebenwirkungen von Mesalazin festgestellt werden (Mulder u. van den Hazel 1998). Die Nephrotoxizität von Mesalazin wird hingegen als Folge von hohen Mesalazin-Spitzenkonzentrationen gesehen (Jarnerot 1994). Bei

Tabelle 5.7. Nebenwirkungen von Pentasa im Vergleich zu Sulfasalazin (modifiziert nach Munakata et al. 1995)

	Anzahl Patienten unter Pentasa 1,5 g (n=52)	Anzahl Patienten unter Sulfasalazin 3 g (n=57)
Exanthem	1,9	10,5
Kopfschmerzen	1,9	8,8
Übelkeit	1,9	8,8
Abdominale Schmerzen	3,8	3,5
Allgemeines Schwächegefühl	—	3,5
Diarrhöe	1,9	1,8
Appetitlosigkeit	—	1,8
Schleimiger Stuhl	1,9	—
Je ein Fall von Fieber, Pruritus, Stomatitis, Sodbrennen, zervikale Lymphadenopathie, Hautblässe	—	10,5
Erhöhte GOT/GPT-Werte	—	3,5
Erhöhte Amylasewerte	—	1,8
Gesamt	11,5	28,1

Häufigste Nebenwirkungen der verschiedenen Salicylat-Derivate (nach Fachinformationen)

► Nur für Sulfasalazin
- Gastrointestinal (Erbrechen, Appetitlosigkeit, Malabsorption von Folsäure)
- Hämatologisch (hämolytische Anämie, Neutropenie, Agranulozytose)
- Männliche Infertilität
- Periphere Neuropathie

► Nur für Olsalazin
- Wässrige Diarrhöe

► Bei allen 5-ASA-Präparaten
- Allgemein: Kopfschmerzen, Übelkeit, Dyspepsie, Exanthem, Fieber
- Selten: Pankreatitis, Perikarditis, Lungenentzündung, Hepatitis
- Sehr selten: Nephritis, Panzytopenie

den pH-abhängigen Formulierungen (Asacol, Claversal, Salofalk) könnte
die potentiell plötzliche Freisetzung der erhöhten Mesalazin-Dosis in
einem bestimmten Abschnitt des Intestinaltraktes, in dem der optimale
pH-Wert vorliegt, zu sehr hohen Spitzenkonzentrationen im Plasma
führen (Mulder u. van den Hazel 19986). Diese Problematik wurde in
einem pharmakokinetischen Vergleich zwischen Asacol, Claversal, Salofalk und Pentasa aufgezeigt, wobei Claversal die höchste systemische Re-
sorption zeigte (Christensen 1992).

Zusammenfassung

Zunehmend werden therapeutische Strategien für die CED erforscht, die
sich auf die Beeinflussung von inflammatorischen Mediatoren fokussie-
ren und an der Biotechnologie ausgerichtet sind. Leider bleiben die Fragen der 80er-Jahre aber noch größtenteils unbeantwortet:

- Haben bestimmte Mesalazin-Präparate Vorteile gegenüber anderen?
- Wie hoch ist die optimale Mesalazin-Dosis für eine effektive und sichere Behandlung der CED?

Metaanalysen geben zwar Trends zur optimalen Dosierung, ersetzen aber
keine prospektiven, randomisierten, kontrollierten Studien, die diese Fragen abschließend beantworten. Dennoch können zusammenfassend folgende Aussagen getroffen werden:

- Für viele Patienten mit CED stellt die Therapie mit Mesalazin eine sig-
  nifikante Verbesserung der Krankheitsaktivität und der Lebensqualität
  dar.
- Die Ergebnisse für die Akutbehandlung oder Remissionserhaltung bei
  der Colitis ulcerosa sind eindeutiger als beim Morbus Crohn.
- Dabei ist die therapeutische Wirksamkeit von Mesalazin von Patient zu
  Patient sehr unterschiedlich.
- Eine endoskopische und histologische Besserung wurde vor allem bei
  Patienten beobachtet, die höhere intramukosale Konzentrationen an
  Mesalazin aufwiesen.
- Es zeigt sich keine Dosisabhängigkeit der Nebenwirkungsrate von Me-
  salazin bis 4 g/d.
- Bei pH-abhängigen Formulierungen kann eine höhere Dosierung zu
  ausgeprägten Peaks in der Serumkonzentration führen.

- Höhere Konzentrationen an Mesalazin in allen Abschnitten des Kolons können das klinische Outcome bessern.
- Mesalazin verbessert die postoperative Prognose bei Morbus Crohn.
- Die wirksame Obergrenze der Dosis für die rektale Applikation liegt niedriger als für die orale Applikation.
- Eine Kombination von oraler mit rektaler Applikation zeigt bei der distalen Colitis ulcerosa eine additive Wirkungsverstärkung.

Das Potential der Mesalazin-Therapie ist heute noch nicht optimal ausgeschöpft. Eine optimalere Dosierung wäre wünschenswert, ist aber in der Praktikabilität mit etlichen Hindernissen verbunden. Neue Freisetzungssysteme für die lokale Wirksamkeit sind notwendig. Die chemoprophylaktischen Eigenschaften von Mesalazin in der Entstehung von kolorektalem CA werden weiter erforscht. Mesalazin in Kombination mit verschiedenen anderen Substanzen bietet eine realistische Zukunftsperspektive in der Therapie von CED.

Literatur

Ardizzone S, Porro GB (1998) A practical guide to the management of distal ulcerative colitis. Drugs 55:519–542

Azad Khan AK, Piris J, Truelove SC (1977) An experiment to determine the active therapeutic moiety of sulphasalazine. Lancet 2:892–895

Camma C, Giunta M, Rosselli M, Cottone M (1997) Mesalamine in the maintainance treatment of Crohn's disease: a meta-analysis adjusted for confounding variables. Gastroenterology 113:1465–1473

Campieri M, Lanfranchi GA, Bertoni F et al. (1984) A double-blind clinical trial to compare the effects of 4-aminosalicylic acid to 5-aminosalicylic acid in topical treatment of ulcerative colitis. Digestion 29:204–208

Caprilli R, Andreoli A, Capruso L et al. (1994) Oral mesalazine (5-aminosalicylic acid; Asacol) for the prevention of post-operative recurrence of Crohn's disease. Aliment Pharmacol Ther 8:35–43

Christensen LA (1992) Release profiles and local/systemic availabilities of five oral 5-ASA-containing preparations. In: Rasmussen SN (ed) Pentasa in ulcerative colitis and Crohn's disease. Symposium proceedings, Helsingor, Denmark 1991. Adis International, Chester

Colombel J-F, Lémann M, Cassagnou M et al. (1999) A controlled trial comparing ciprofloxacin with mesalazine for the treatment of active Crohn's disease. Am J Gastroenterol 94:674–678

De Franchis R, Vecchi M, Carpinelli l, Meucci G, Torgana G (1993) Comparison of the efficacy and safety of sulfasalazine and mesalazine in the maintenance of treatment of ulcerative colitis: a meta-analysis. Eur J Gastroenterol Hepatol 5:505–510

Ewe K, Herfarth C, Malchow H, Jesdinsky HJ (1989) Post-operative recurrence of Crohn's disease in relation to radicality of operation and sulfasalazine prophylaxis: a multicenter trial. Digestion 42:224–232

Feuerle GE, Theuer D, Velasco S, Barry BA, Wordehoff D, Sommer A et al. (1989) Olsalazine versus placebo in the treatment of mild to moderate ulcerative colitis: a randomized double-blind trial. Gut 30:1354–1361

Fockens P, Mulder CJJ, Tytgat GNJ, Blok P, Ferweda J, and the Dutch Pentasa Study Group (1995) Comparison of the efficacy and safety of 1.5 compared with 3.0 g oral slow-release mesalazine (Pentasa) in the maintenance treatment of ulcerative colitis. Eur J Gastroenterol Hepatol 7:1025–1030

Frieri G, Pimpo MT, Andreoli A et al. (1999) Prevention of post-operative recurrence of Crohn's disease requires adequate mucosal concentration of mesalazine. Aliment Pharmacol Ther 13:577–582

Frieri G, Pimpo MT, Palumbo G, Tonelli F, Annese V et al. of the GISC (2000) Anastomotic configuration and mucosal 5-aminosalicylic acid (5-asa) concentrations in patients with Crohn's disease: a GISC study. Am J Gastroenterol 95(6):1486–1490

Gandolfo J, Farthing F, Powers G et al. (1987) 4-aminosalicylic acid retention enemas in treatment of distal colitis. Dig Dis Sci 32(7): 700–704

Ginsberg AL, Beck LS, McIntosh TM, Nochomovitz LE (1988) Treatment of left-sided ulcerative colitis with 4-aminosalicylic acid enemas: a double-blind, placebo-controlled trial. Ann Intern Med 108:195–199

Hanauer S, Schwartz J, Robinson M, Roufail W, Arora S, Cello J, Safdi M, and the Pentasa Study Group (1993) Mesalamine capsules for treatment of active ulcerative colitis: results of a controlled trial. Am J Gastroenterol 88(8):1188–1197

Hanauer SB (1989) 5-ASA enema therapy. Neth J Med 35:S11-S20

Hanauer SB (1996) Inflammatory bowel disease. New Engl J Med 334:841–848

Hanauer SB, Schwartz J, Roufail W, Robinson M, Cello J, Safdi M et al. (1989) Dose-ranging study of oral mesalamine capsule (PENTASA) for active ulcerative colitis. Gastroenterology (Abstract) 96:A195

Hetzel DJ, Shearman DJC, Bochner F, Imhoff DM, Gibson GE, Fitch RJ et al. (1986) Azodisalicylate (olsalazine) in the treatment of active ulcerative colitis. A placebo-controlled clinical trial and assessment of drug disposition. J Gastroent Hepatol 1: 257–266

Jarnerot G (1994) New salicylates as maintenance treatment in ulcerative colitis. Gut 35:1155–1158

Klotz U (2000) The role of aminosalicylates at the beginning of the new millenium in the treatment of chronic inflammatory bowel disease. Eur J Clin Pharmacol 56: 353–362

Lochs H, Mayer M, Fleig WE et al. (2000) Prophylaxis of postoperative relapse in Crohn's disease with mesalamine. Gastroenterology 118:264–273

Mahida YR, Yewell DP (1990) Slow-release 5-amino-salicylic acid (Pentasa) for the treatment of active Crohn's disease. Digestion 45:88–92

Marshall JK, Irvine EJ (1995a) Rectal corticosteroids versus alternative treatments in ulcerative colitis: a meta-analysis. Gut 40: 775–781

Marshall JK, Irvine EJ (1995b) Rectal aminosalicylate therapy for distal ulcerative colitis: a meta-analysis. Aliment Pharmacol Ther 9:293–300

Messori A, Brignola C, Trallori G et al. (1994) Effectiveness of 5-aminosalicylic acid for maintaining remission in patients with Crohn's disease: a meta-analysis. Am J Gastroenterol 89:692–698

Messori A, Rampazzo R (1993) Meta-analysis on the maintainance of remission in Crohn's disease. J Clin Gastroenterol 17:178–180

Mulder CJJ, van den Hazel SJ (1998) Drug therapy: dose-response relationship of oral mesalazine in inflammatory bowel disease. Mediators of Inflammation 7:135–136

Munakata _ et al. (1995) _ J Gastroenterol 30 (Suppl VIII):108–111

Powell-Tuck J, Parkins RA (1984) Controlled comparison of enemas containing 1 g and 2 g 5-Aminosalicylic acid in patients with ulcerative proctosigmoiditis. Gut 25 (Abstract):A11423

Prakash A, Markham A (1999) Oral delayed-release mesalazine: a review of its use in ulcerative colitis and Crohn's disease. Drugs 57:383–408

Rasmussen SN, Lauritsen K, Tage-Jensen U (1987) 5-Aminosalicylic acid in the treatment of Crohn's disease. A 16-week double-blind, placebo-controlled, multicentre study with Pentasa. Scand J Gastroenterol 22:877–883

Riley SA (1998) What dose of 5-aminosalicylic acid (mesalazine) in ulcerative colitis? Gut 42:761–763

Robinson M, Girnick G, Balant L, Das K, Turkin D (1988) Olsalazine in the treatment of mild to moderate ulcerative colitis. Gastroenterology (Abstract) 84:A381

Safdi M, DeMicco M, Sninsky C, Banks P, Wruble L, Deren J, Koval G et al. (1997) A double-blind comparison of oral versus rectal mesalamine versus combination therapy in the treatment of distal ulcerative colitis. Am J Gastroenterol 92(10):1867–1871

Salomon P, Kornbluth A, Aisenberg J, Janowitz HD (1992) How effective are current drugs for Crohn's disease? A meta-analysis. J Clin Gastroenterol 14:211–215

Schroeder KW, Tremaine WJ, Ilstrup DM (1987) Coated oral 5-aminosalicylic acid therapy for mildly to moderately active ulcerative colitis. A randomized study. N Engl J Med 317:1625–1629

Selby WS, Bennett MK, Jewell DP (1984) Topical treatment of distal ulcerative colitis with 4-aminosalicylic acid enemas. Digestion 29:231

Singleton J (1994) Second trial of mesalamine therapy in the treatment of active Crohn's disease. Gastroenterology 107:632–633

Singleton JW, Hanauer SB, Gitnick GL et al. (1993) Mesalamine capsules for the treatment of active Crohn's disease: results of a 16-week trial. Gastroenterology 104:1293–1301

Sninsky CA, Cort DH, Shanaban F, Powers BJ, Sessions JT, Pruitt RE et al. (1991) Oral mesalamine (Asacol) for mildly to moderately active ulcerative colitis. A multicenter study. Ann Intern Med 115:350–355

Steinhart AH, Hemphill D, Greenberg GR (1994) Sulfasalazine and mesalazine for the maintainance therapy of Crohn's disease: a meta-analysis. Am J Gastroenterol 89:2116–2214

Sutherland LR (1999) Aminosalicylates in the treatment of ulcerative colitis and Crohn's disease. In: Rutgeerts P, Colombel J-F, Hanauer SB, Schölmerich J, Tytgat GMH, van Gossum A (eds) Advances in inflammatory bowel diseases. Kluwer Academic Press, Dordrecht, pp 201–209

Sutherland LR (2000) Mesalamine for the prevention of postoperative recurrence: is nearly there the same as being there? Gastroenterology 118:436–438

Sutherland LR, Robinson M, Onstad G, Peppercorn M, Greenberger N, Goodman M et al. (1990) A double-blind, placebo-controlled, multi-centre study of the efficacy and safety of 5-aminosalicylic acid tablets in the treatment of ulcerative colitis. Can J Gastroenterol 4:463–467

Sutherland LR, Roth DE, Beck PL (1997) Alternatives to sulfasalazine: a meta-analysis of 5-ASA in the treatment of ulcerative colitis. Inflamm Bowel Dis 3:65–78

Sutherland LR, Shaffer EA (1993) Sulfasalazine revisited: a meta-analysis of 5-amino-salicylic acid in the treatment of ulcerative colitis. Ann Int Med 118:540–549

Svartz N (1942) Salazopyrin, a new sulfanilamide preparation. Acta Medica Scandinavia 110:557–590

Tremain WJ, Schroeder KW, Harrison JM, Zinsmeister AR (1994) A randomized, double-blind, placebo-controlled trial of the oral mesalamine (5-ASA) preperation, Asacol, in the treatment of symptomatic Crohn's colitis and ileocolitis. J Clin Gastoenterol 19:278–282

Tromm A, Griga T, May B, (1999) Oral mesalazine for the treatment of Crohn's disease: clinical efficacy with respect to pharmacokinetic properties. Hepatogastroenterology 46:3124–3135

Wilding IR, Kenyon CJ, Hooper G (2000) Gastrointestinal spread of oral prolonged-release mesalazine microgranules (Pentasa®) dosed as either tablets or sachet. Aliment Pharmacol Ther 14:163–169

Wright JP, Jewell DP, Modigliani R, Malchow H for the International Organisation for the Study of Inflammatory Bowel Disease (IOIBD) (1995) A randomized, double-blind, placebo-controlled trial of olsalazine for active Crohn's disease. Inflamm Bowel Dis 1:214–216

Zinberg J, Molinas S, Das KM (1990) Double-blind placebo-controlled study of olsalazine in the treatment of ulcerative colitis. Am J Gastroenterol 85:562–566

TEIL III

Differentialdiagnostische Strategien bei CED – Entzündung vs. Infektion

KAPITEL 6

Bakterien und Viren
bei chronisch-entzündlichen Darmerkrankungen

J. M. Zeeh

Morbus Crohn und Colitis ulcerosa sind chronisch-entzündliche, rezidivierende Darmerkrankungen, deren Ätiologie bislang nicht ausreichend geklärt ist. Insbesondere sind jene Faktoren unbekannt, die eine chronische Immunreaktion initiieren und perpetuieren.

Genetische Prädisposition und verschiedene Umweltfaktoren spielen eine Rolle. Der Einfluss von luminalen Pathogenen scheint naheliegend, da sich die Erkrankungen hauptsächlich in den distaler gelegenen Darmabschnitten mit entsprechend höherer Keimzahl abspielen und da eine Reduktion der luminalen Bakterienkonzentration den Verlauf der Erkrankung günstig beeinflusst. Pathogene wie Bakterien und Viren spielen jedoch nicht nur eine Rolle in der Pathogenese. Sie haben ihren Platz in der Differentialdiagnose und können den Verlauf chronisch-entzündlicher Darmerkrankungen wesentlich beeinflussen.

Insbesondere die Bedeutung verschiedener Pathogener für die Entstehung der Erkrankung ist derzeit Gegenstand vieler Untersuchungen. Zahlreiche Arbeiten der vergangenen Jahre zeigen, dass Bakterien in der Auseinandersetzung mit dem Immunsystem des Wirtes hier eine Schlüsselrolle spielen können. Epidemiologische Studien bringen auch virale Erkrankungen wie Masern und Mumps in Verbindung mit chronisch-entzündlichen Darmerkrankungen.

Bei der Abklärung einer chronischen Diarrhöe zählen infektiöse und chronisch-entzündliche Darmerkrankungen zu den Differentialdiagnosen. Hier ist eine Unterscheidung vor allem in Hinsicht auf die Therapie von Wichtigkeit, jedoch klinisch bzw. laborchemisch nicht immer problemlos zu definieren.

Der Verlauf chronisch-entzündlicher Darmerkrankungen kann durch bakterielle und virale Superinfektionen erschwert sein, häufig in Folge einer antibakteriellen oder immunsuppressiven Therapie. Das Spektrum

reicht hier von lokalen Komplikationen, wie Abszessen und Fisteln, bis hin
zu schweren, systemischen, opportunistischen Infektionen.

Pathogene und Pathogenese
chronisch-entzündlicher Darmerkrankungen

Die Suche und der Nachweis von Keimen und deren potentielle pathoge-
netische Bedeutung reicht zurück bis in die Anfänge des vergangenen
Jahrhunderts und ist heute immer noch Gegenstand vieler Untersuchungen (s. Übersicht).

Keime als infektiöses Agens

► Colitis ulcerosa
   - Diplostreptococcus (Bargen et al. 1924)
   - Bact. necrophorum (Dragsteadt et al. 1941)
   - Shigellen (Macie et al. 1932)
   - RNA-Viren (Gitnick et al. 1979)
► M. Crohn
   - Chlamydien (Munroe et al. 1979)
   - Pseudomonas Va (Parent et al. 1978)
   - Reovirus (Whorwell et al. 1977)
   - Mycob. kansasii (Burnham et al. 1978)
   - Mycob. paratuberculosis (Chiodini et al. 1984)
   - Paramyxovirus (Wakefield et al. 1993)
   - Neue bakt. DNA-Sequenz (Sutton et al. 2000)

Bakterien wie z. B. Diplostreptokokkus wurden von Bargen bereits in den
zwanziger Jahren als mögliches auslösendes Agens beschrieben. 1941 iso-
lierte Dragsted Bacterium necrophorum aus dem Kolon von Patienten mit
Colitis ulcerosa und beschrieb diesen Keim als prädominant in Phasen
der Erkrankung, der dann jedoch in der Remission wieder verschwinde.
Ferner konnte er spezifische Antikörper gegen diesen Keim im Blut nachweisen und dessen Pathogenität im Tierversuch reproduzieren. Er hatte
aber schon damals vermutet, dass noch andere pathogene Faktoren vorhanden sein müssen.

Die potentielle Rolle von Mykobakterien (s. folgende Übersicht) bei der Entstehung chronisch-entzündlicher Darmerkrankungen basiert auf der Isolation dieser Keime aus Resektaten von Patienten mit M. Crohn. M. kansasii und paratuberculosis wurden häufig untersucht, ein noch nicht klassifiziertes Mykobakterium bei einem Crohn-Patienten wurde von Chiodini 1993 beschrieben.

Mykobakterien

- ► Isolate aus Resektaten (Chiodini 1989; Burnham 1978)
- ► M. Crohn 8–65% (Fidler 1994; Sanderson 1992)
- ► Col. ulcerosa 4–17% (Wall 1993; Moss 1992)
- ► Kontrollen 13% (Sanderson 1992)
- ► Kein erhöhter AK-Nachweis bei CED (Stainsby 1993)
- ► Keine epidemiologischen, immunologischen, klinischen Daten
- ► Keine überzeugenden therapeutischen Studien
  - Rifampizin/INH/Ethambutol (Swift 1994)
  - Rifampizin/Colfazimin/Dapson (Prantera 1994)
  - Rifabutin/Azithro oder Clarithro (Gui 1997)
  - Review (Hultén 2000; Borgaonkar 2000)

M. paratuberculosis wurde in verschiedenen Studien in 8–65% bei M. Crohn, in 4–17% bei der Colitis ulcerosa und nur in 13% bei Kontrollen nachgewiesen.

Im Serum hingegen wurden bislang keine erhöhten Titer dieser Keime nachgewiesen, sodass keine ausreichenden immunologischen Daten für eine zentrale Rolle der Mykobakterien existieren. Auch epidemiologische oder klinische Daten sind bislang nicht überzeugend. Therapeutische Studien mit diversen Tuberkulostatika zeigten nicht den gewünschten Effekt, obgleich eine kürzlich erschienene Metaanalyse Effekte einer antimykobakteriellen Therapie in der Remissionserhaltung sah.

Beschrieben ist das vermehrte Auftreten von chronisch-entzündlichen Darmerkrankungen nach Infektionen mit verschiedenen Pathogenen, wie z.B. Salmonellen, Shigellen, Yersinien, Aeromonas, Clostridium difficile, Zytomegalie- oder Masernvirus, wobei hier eine Art Triggermechanismus postuliert wird. Bei Patienten mit akutem Schub einer CED, etwa gleich verteilt beim M. Crohn wie bei der Colitis ulcerosa, können je nach Studie in 4–32% der Fälle diese Keime nachgewiesen werden.

Die genauen pathogenetischen Mechanismen sind Gegenstand vieler, vor allem immunologischer Studien. Nach bisherigen Erkenntnissen geht man davon aus, dass eine transiente Infektion zur Stimulation einer mukosalen Entzündungsreaktion führt, die jedoch von einer veränderten, nichtadäquaten Immunreaktion des Wirtsorganismus beantwortet wird. Welche Rolle eine sog. Dysbiose spielt, die im Rahmen einer Antibiotikabehandlung oder in Folge anatomischer Veränderungen (z.B. fehlende Ileozökalklappe) entstehen kann, ist unklar.

Paramyxoviren sind in Gefäßen nachweisbar und können zu einer granulomatösen Vaskulitis und segmentalen Kolitis führen, deren histologisches Bild dem eines M. Crohn ähnlich ist. Epidemiologische Daten bringen vor allem das Masernvirus in Verbindung mit chronisch-entzündlichen Darmerkrankungen (s. Übersicht). Neuere Daten von Pardi (2000) konnten zeigen, dass eine Masernexposition vor dem 2. Lebensjahr mit einem erhöhten Auftreten von beidem, M. Crohn und Colitis ulcerosa, einhergeht. Dies steht im Gegensatz zu einer großen Kohortenstudie aus Großbritannien, wo lediglich ein Zusammenhang zwischen einer frühen Mumpsinfektion und CED gesehen wurde, jedoch nicht für Maserninfektionen. Beide zusammen, innerhalb eines Jahres durchgemacht, stellen wiederum ein Risiko für CED dar, so die Regressionsdaten der Studie.

Auch ein Zusammenhang zwischen einer Masernerkrankung der Mutter während der Schwangerschaft oder der Masernimpfung und chronisch-entzündlichen Darmerkrankungen wurde häufig propagiert, konnte bisher jedoch nicht schlüssig nachgewiesen werden.

Masernvirus

▶ Frühe Infektion erhöht Risiko für M.C. und C.U. (Pardi 2000)
▶ Frühe Infektion mit Mumps Risiko für C.U. (Montgomery 1999), bei Masern + Mumps Risiko für C.U. und M.C. erhöht
▶ Widersprüchliche Daten bzgl. Crohn-Inzidenz und Infektion der Mutter während der Schwangerschaft (Ebkom 1996; Jones 1997)
▶ Kein Zusammenhang zwischen Masernimpfung und CED (Feeny 1997)
▶ Induziert fokale granulomatöse Vaskulitis (Wakefield 1993)
▶ Virus in Gefäßendothel von Crohn-Patienten (Knibbs 1993)

Gitnik hat bereit 1979 RNA-Viren aus Kolitisgewebe isoliert und damit einen Zusammenhang hergestellt und erst kürzlich wurde von Sutton

(2000) eine bakterielle DNA-Sequenz in der Mukosa von Crohn-Patienten beschrieben.

Differentialdiagnose „Infektiöse Kolitis" versus „Chronisch-entzündliche Darmerkrankung"

Die Abgrenzung der Krankheitsbilder „Infektiöse Kolitis" und „Chronisch-entzündliche Darmerkrankung" stellt immer wieder ein klinisches Problem dar. Denn ungeachtet ihrer pathogenetischen Bedeutung für chronisch-entzündliche Darmerkrankungen können viele Keime ein eigenständiges Krankheitsbild – das einer infektiösen Kolitis – auslösen.

Der klinische Verlauf und der makroskopisch-endoskopische Aspekt einer infektiösen Kolitis kann dem einer chronisch-entzündlichen Darmerkrankung gleichen. Je nach Keim kann sogar ein Crohn- oder Colitis-ulcerosa-ähnliches Bild differenziert werden:

- M. Crohn
  - Mycobacterium tuberculosis
  - Yersinia enterocolitica
  - Zytomegalievirus
  - Entamoeba histolytica
  - Chlamydia trachomatis
  - Histoplasma capsulatum
  - Actinomyces sp.
  - Cryptococcus neoformans
  - Mycobacterium avium complex
- Colitis ulcerosa
  - Campylobacter jejuni
  - Salmonella sp.
  - Shigella sp.
  - Clostridium difficile
  - E. coli
  - Aeromonas sp.
  - Plesiomonas sp.
  - Vibrio noncholera sp.
  - Neisseria gonorhoea
  - Legionella sp.
  - Treponema pallidum
  - Herpes-simplex-Virus
  - Blastocystis hominis

Verschiedene Keime können zu Abszessen, Perforationen, Strikturen oder extraintestinalen Symptomen führen.

Die häufigsten Keime einer infektiösen Kolitis in den westlichen Industrieländern sind Campylobacter jejuni, Salmonellen, Aeromonas, E. coli und Clostridium difficile. Bezüglich des Nachweises dieser Keime kann man davon ausgehen, dass dieser im Mittel jedoch nur in ca. 40% der Fälle erbracht wird. Neben diesen Erregern gibt es zahlreiche weitere, deren Krankheitsbild ähnlich dem einer chronisch-entzündlichen Darmerkrankung ist. In der folgenden Übersicht werden einige wichtige Keime samt wichtiger Charakteristika vorgestellt. Allerdings ist in Zeiten der Migration und des Ferntourismus damit zu rechnen, dass weitere, zunehmend exotischere Keime eine Rolle spielen werden.

Häufigste Erreger infektiöser Kolitiden in westlichen Industrieländern

► Campylobacter jejuni/coli (Anderson et al. 1986; Blaser et al. 1981; Frohli et al. 1990)
  - Häufiger Keim bei infektiöser Diarrhöe
  - Trägerrate Drittländer 30%, Industrieländer 1%
  - Geflügel-/Schweinefleisch, Milch, Wasser
  - Fieber, Kopfschmerz, Bauchschmerz, Diarrhöe
  - Chronische Verläufe: Blutige Diarrhöe, Bauchschmerz
  - Toxisches Megakolon, Erythema nodosum, Abszesse, akute Ileokolitis
  - Mukosaödem, Hyperämie, Kontaktvulnerabilität, Ulzera (akut)
► Salmonella typhimurium/enteriditis (Gill et al. 1989; Nakamura et al. 1992; Vender et al. 1983)
  - Akute Diarrhöe, i.d.R. nach 1 Woche sistierend
  - Fleisch-, Milch-, Eierprodukte
  - Hohe Keimzahl erforderlich (>105)
  - Chronische Verläufe: Blutige Diarrhöe
  - Toxisches Megakolon, Sepsis, Perforation
  - Granulierte Schleimhaut, Kontaktvulnerabilität, Ulzera
  - Ulzera, Kryptenabszesse
  - Verlust der Haustrierung
► Shigella sonnei/flexneri/dysenteriae Typ I (Caldwell et al. 1986; Halpem et al. 1989; Speelman et al. 1984)
  - S. sonnei: Kinder/Jugendliche
  - S. flexneri: Erwachsene
  - S. dysenteriae Typ I: oft schwerer Verlauf
  - Invasion der Mukosa/Toxinbildung

- Distale Kolitis (Pankolitis, Ileitis)
- Blutig-schleimige Stühle, Fieber
- 5–7 Tage (2–3 Wochen)
- Toxisches Megakolon, Sepsis
▶ E. coli (Gorbach et al. 1994; Griffin et al. 1990; Marshall et al. 1990; O'Brien et al. 1993)
  - Enteroinvasive, enterohämorrhagische Stämme: akute Kolitis, blutige Stühle
  - E. coli O157:H7
    Blutige Diarrhöe, abdominelle Krämpfe, Fieber
    Segmentaler Befall des Kolons
    Abruptes Einsetzen von Symptomen
    Selten distale Kolitis
    Fokale Nekrosen und Hämorrhagien der Mukosa
    Schlechtes Ansprechen von Antibiotika
▶ Aeromonas hydrophilia/sobria (Gracey et al. 1982; Leblanc et al. 1988; Willoughby et al. 1989)
  - Infektion über Trinkwasser
  - Kolitis in 25% aller Infektionen
  - Dauer ca. 1 Woche
    Bei Kindern in 37% Symptome >2 Wochen
    Bei Erwachsenen Diarrhöe ca. 42 Tage
▶ Mykobakterien (Bhargava et al. 1992; Chen et al. 1992; Marshall et al. 1993; Pettengell et al. 1990; Shah et al. 1992)
  - Bei Lungen-Tb 28% intestinaler Befall
  - Bei Ileozökal-Tb 65% pulmonaler Befall
  - Schmerzen (90%), Gewichtsverlust (74%), Diarrhöe (56%)
  - Tastbarer Tumor (50%), Aszites (10%)
  - Ileozökaler Befall (75%), segmentale Kolitis (25%)
  - Granulomatöse (verkäsende), transmurale Entzündung, Epitheloidzell-granulome
  - Strikturen, Fisteln, Perforationen, Blutungen
  - Kein rektaler und perianaler Befall
  - Definitive Diagnose durch Erregernachweis
▶ Yersinia enterocolitica/pseudotuberculosis (Matsumoto et al. 1990; Saebo et al. 1992)
  - V. a. Personen <25 Jahre
  - In gemäßigten und subtropischen Klimazonen
  - Übertragung über Lebensmittel
  - Enteritis, akute Ileitis, mesenteriale Lymphadenitis
  - Diarrhöe, Schmerzen rechter Unterbauch, Fieber
  - Erythema nodosum, Uveitis, reaktive Arthritis (HLA-B27)
  - Aphthöse Ulzera im Kolon, Rektum ausgespart
  - Ungewöhnlich: Fisteln, Abszesse, Stenosen

▶ Clostridium difficile (Gorbach et al. 1994; Tedesco et al. 1982; Triadafilo-
  poulos et al. 1993)
  – Nosokomial, nach antibiotischer Behandlung
  – Symptome ca. 1–3 Wochen nach Antibiotikaexposition
  – Diarrhöe, abdominelle Krämpfe, Fieber, Übelkeit
  – Meist okkulte Blutung
  – Toxisches Megakolon, Perforation
  – Diagnostisch schwierig: vor Auftritt der Pseudomembranen
▶ Amöbiasis (Aristizabal et al. 1991; Patel et al. 1989; Ravdin et al. 1989)
  – Infektion selten
  – v. a. in südlichen Ländern
  – Übertragung via Trinkwasser
  – Reaktivierung unter Immunsuppression
  – Immigranten, Homosexuelle, AIDS-Patienten
  – Blutig-schleimige Diarrhöe, Schmerzen, Fieber
  – Aphthoide Ulzera, Haustrenverlust
▶ Chlamydien (Mostafavi et al. 1990; Quinn et al. 1981)
  – Homosexuelle: chronische, granulomatöse Proktitis
  – Strikturen, Fisteln, Abszesse
▶ CMV (Cheung et al. 1993; Wajsman et al. 1989; Wexner et al. 1988)
  – Selten bei immunkompetenten Personen:
    GI-Blutungen aus Ulzera in Kolon und Duodenum
    Risiko: Analverkehr
    Verschlussikterus durch Granulationgewebe an der Papille
  – Immunsupprimierte Patienten:
    Fulminanter, generalisierter Verlauf
    Proktokolitis, Ileokolitis, Perforationen, Blutungen

Die Zeit vom Auftreten erster Symptome bis zur Diagnosestellung kann
bei chronisch-entzündlichen Darmerkrankungen bis zu mehreren Jahren
dauern. Zur Abgrenzung von infektiösen Diarrhöen ist die Erhebung
anamnestischer und klinischer Parameter von großer Bedeutung:
● CED:
  – chronischer Verlauf,
  – frühere Episoden,
  – positive Familienanamnese,
  – Wachstumsretardierung,
  – Gewichtsverlust,
  – Anämie,

- Albumin <3,5 mg/dl,
- Thrombozyten >450.000 µl.
- Infektiös:
  - akuter Verlauf,
  - spontaner Beginn,
  - Exposition,
  - Immunsuppression,
  - Antibiotikaeinnahme.

Wichtig sind Fragen zum Beginn und Verlauf der Erkrankung, zur Familien- und Expositionsanamnese sowie zur Medikamenteneinnahme.

In einer Studie von Harries (1991) sind Parameter erarbeitet, die ebenfalls einen wichtigen Beitrag zur Unterscheidung beider Krankheitsbilder leistet. So zeigten Patienten, bei denen die Erstdiagnose einer CED gestellt wurde, in 60% der Fälle eine Thrombozytose, wogegen diese nur bei 2% der infektiösen Diarrhöen vorlag. Ähnliches gilt für das Albumin, Leukozyten und den Hb-Wert sowie die BSG. Diese Unterschiede sind jeweils hochsignifikant (Tabelle 6.1).

Infektiöse Komplikationen bei chronisch-entzündlichen Darmerkrankungen

Infektionen bei chronisch-entzündlichen Darmerkrankungen stellen eine teilweise schwerwiegende Komplikation dar, wobei Abszesse die häufigste Komplikation bei M. Crohn repräsentieren. 10–20% aller Crohn-Patienten

Tabelle 6.1. Unterschiedliche Parameter bei infektiöser Diarrhöe und CED

		Infektiöse Diarrhöe (n=212) [%]	CED (n=27) [%]
Thrombozyten	>450.000/µl	1,6	59
Diarrhoe	>14 Tage	4,7	41
Serum-Albumin	<3,5 g/dl	14	58
Leukozyten	>10.000/µl	25	56
Hämoglobin	<12 g/dl (14)	22	59
BSG	>30 mm/hr	34	62
Blut im Stuhl		21	44

entwickeln irgendwann im Verlauf ihrer Erkrankung intraperitoneale Abszesse, bei 3–4% sogar im Retroperitoneum. Hauptkeime sind hier vor allem E. coli, B. fragilis, Enterokokken und S. viridans. Postoperativ treten Abszesse, je nach Studie, in bis zu 17% der Fälle auf.

Postoperative Infektionen sind ebenfalls gefürchtete Komplikationen, wobei Septikämien in ca. 7%, Abszesse in 4% und allgemeine Wundinfektionen in 12% der Fälle beschrieben sind. Nach Pouch-Operationen treten Infektionsprobleme in 7% der Fälle auf, nach Proktokolektomie in bis zu 40%.

Genaue Zahlen über die Inzidenz einer Bakteriämie im Rahmen von Erkrankungsschüben sind nicht bekannt, es gibt jedoch sporadische Berichte über septische Schübe, Endokarditiden und Leberabszesse. Dabei nimmt man an, dass Keime aufgrund einer erhöhten mukosalen Permeabilität die Darmwand durchwandern und Anschluss an den lymphatischen und portalen Kreislauf erlangen. Untersuchungen mit dem Nachweis positiver Keimkulturen aus reseziert er Serosa und mesenterialen Lymphknoten unterstützen diese Annahme.

Klassische opportunistische Infektionen wie Soor, CMV, Herpesinfektionen oder Abszesse sind unter immunsuppressiver Therapie beschrieben. Allerdings sah man in größeren Untersuchungen, u.a. einer großen europäischen Studie aus dem Jahre 1984 kein erhöhtes Auftreten opportunistischer Infektionen auch unter hochdosierter Steroidgabe (Felder et al. 1991; Malchow et al. 1984; Present et al. 1989; Singleton et al. 1979).

In einer weiteren Studie aus den USA wurden hingegen unter Therapie mit Steroiden oder Azathioprin in 27% der Fälle Infektionen beschrieben. Unter Therapie mit Azathioprin oder 6-MP kann man in 7% mit Infektionen rechnen.

Extraintestinale Symptome bei infektiöser Diarrhöe, insbesondere Gelenkbeschwerden, können ebenfalls in Richtung CED fehlinterpretiert werden. So kommt es bei der postinfektiösen aseptischen Arthritis zu einem meist asymmetrischen, wandernden Befall der kleinen Gelenke mit Schwellung und Rötung. Nach Salmonelleninfektion treten diese Symptome in ca. 2% der Fälle auf. Die Gelenkpunktate sind in aller Regel steril, enthalten jedoch hohe Leukozytenzahlen. Die Symptome sprechen nicht auf Antibiotika oder Steroide an und können bis zu 10 Monate andauern. 70% der Patienten sind HLA B27 pos. In Kombination mit der Arthritis können weitere extraintestinale Manifestationen auftreten, vor allem ophthalmologischer Art.

Tritt bei einem Patienten nach einer Shigelleninfektion eine Arthritis auf, so entwickelt er in 88% auch eine Iritis oder Konjunktivitis und in 24% eine Balanitis. Auch septische Arthritiden sind beschrieben, die jedoch nur einzelne und wenn, dann große Gelenke betreffen. Sie treten z. B. in bis zu 2,5% der Fälle nach Salmonelleninfektion auf und dann ca. 2–7 Wochen nach den gastrointestinalen Symptomen. Das Punktat ist eitrig. In der Regel dauern sie deutlich kürzer an als die aseptischen Formen und sind nicht mit HLAB27 assoziiert. Die entsprechenden Keime sind in solchen Fällen häufiger aus dem Gelenkpunktat als aus dem Stuhl zu züchten.

Zusammenfassung

Bakterien und Viren spielen in der Pathogenese, der Differentialdiagnose und dem Verlauf chronisch-entzündlicher Darmerkrankungen eine wichtige Rolle. Enterale Pathogene können eine Entzündung induzieren, die durch eine veränderte Immunantwort des Wirtes zum chronischen Verlauf führt.

Infektiöse Kolitiden und chronisch-entzündliche Darmerkrankungen gehören zur Differentialdiagnose bei chronischen Diarrhöen. Oft sind der klinische Verlauf und das endoskopische Bild ähnlich. Eine frühzeitige Differenzierung ist vor allem im Hinblick auf eine gezielte Therapie wichtig, jedoch nicht immer ganz einfach.

Keime sind verantwortlich für infektiöse Komplikationen wie z. B. Abszesse oder Fisteln, eine häufige Komplikation bei chronisch-entzündlichen Darmerkrankungen. Die Erkennung und Therapie solcher Komplikationen sind von essentieller Bedeutung.

Literatur[1]

Al-Jahdali et al. (1994) Gut 35:560
Anderson et al. (1986) Int J Colon Dis 1:58
Aristizabal et al. (1991) W J Surg 15:216–221
Bargen et al. (1924) JAMA 83:332
Becker et al. (1992) IBD Elsevier, New York, pp 599
Bergloff et al. (1963) Acta Rheum Scand 9:141

---

[1] Weitere Informationen zur Literatur beim Autor

Bhargava et al. (1992) Am J Gastroenterol 87:105
Blaser et al. (1981) NEJM 305:1444
Borgaonkar et al. (2000) Am J Gastroenterol 95:725
Burnham et al. (1978) Lancet 2:693
Caldwell et al. (1986) Aust N Z J Med 16:405
Chen et al. (1992) Dis Col Rect 35:189
Cheung et al. (1993) Am Gastroenterol 88:1882
Chiodini et al. (1989) Clin Microbiol Rev 2:90
Chiodini et al. (1984) DDS 29:1073
Diepersloot et al. (1990) Arch Int Med 150:1749
Draegsted et al. (1941) Ann Surg 114:653
Ekbom et al. (1996) Lancet 384:515
Fasth et al. (1980) Acta Chir Scand 146:590
Feeney et al. (1997) Lancet 350:764
Felder et al. (1991) Am J Gastroenterol 86:1450
Fidler et al. (1994) Gut 35:506
Ford et al. (1953) Br J Vener Dis 29:123
Frohli et al. (1990) Schw Med Wo 120:946
Gardiner et al. (1993) Br J Surg 80:512
Gill et al. (1989) Br J Surg 76:796
Gitnick et al. (1979) DDS 24:609
Goldenberg et al. (1976) Am J Med 60:319
Gorbach et al. (1994) NEJM 330:1811
Gracey et al. (1982) Lancet 2:1304
Greenstein et al. (1982) Gastroenterology 143:727
Griffin et al. (1990) Gastroenterology 99:142
Hakensson et al. (1976) J Infect Dis 8:245
Halpern et al. (1989) Medicine 68:210
Harries et al. (1991) J Infect 22:247
Hulten et al. (2000) DDS 45:445
Jones et al. (1997) Lancet 349:473
Keighley et al. (1982) Gastroenterology 83:1271
Knibbs et al. (1993) Gastroenterology 104:A725
Kreuzpaintner et al. (1992) Am J Med 92:391
Leblanc et al. (1988) Can Med Ass J 138:714
Macie et al. (1932) JAMA 98:1706
Malchow et al. (1984) Gastroenterology 86:249
Marshall et al. (1993) Am J Gastroenterol 88:989
Marshall et al. (1990) Mayo Clin Proc 65:787
Matsumoto et al. (1990) Gastrointest Endoscopy 36:538
Montgomery et al. (1999) Gastroenterology 116:796
Moshkowitz et al. (1992) Postgrad Med J 68:930–931
Moss et al. (1992) Gut 33:1209
Mostafavi et al. (1990) Am J Gastroenterol 85:602
Munroe et al. (1979) Lancet 2:45
Nakamura et al. (1992) Radiology 184:537
O'Brien et al. (1993) J Clin Microbiol 31:2799

Ortiz-Neu et al. (1976) J Infect Dis 138:820
Orvar et al. (1993) DDS 38:2307
Osterholm et al. (1986) JAMA 265:484
Pardi et al. (2000) Am J Gastroenterol 95:1480
Parent et al. (1978) Gastroenterology 75:368
Patel et al. (1989) J Clin Gastro 11:407
Pattengell et al. (1990) Q J Med 74:303
Post et al. (1991) Ann Surg 213:37
Powell et al. (1966) Gut 7:438
Prantera et al. (1994) Am J Gastroenterol 89:513
Present et al. (1989) Ann Int Med 111:641
Quinn et al. (1981) NEJM 305:195
Ravdin et al. (1989) J Infect Dis 159:420
Ribeira et al. (1991) Ann Surg 213:32
Saebo et al. (1992) Ann Surg 215:250
Sanderson et al. (1992) Gut 33:890
Saphra et al. (1957) NEJM 256:1128
Sartor RB (1983) Consultant 5:121–122
Singleton et al. (1979) Gastroenterology 77:870
Speelman et al. (1984) J Infect Dis 150:899
Stainsby et al. (1993) Gut 33:371
Steinberg et al. (1973) Gut 14:863
Sutton et al. (2000) Gastroenterology 119:23
Swift et al. (1994) Gut 35:363
Tedesco et al. (1982) Gastroenterology 83:1259
Tomomasa et al. (1993) Pediatr Gastroenterol 17:323
Triadafilopoulos et al. (1993) Gastroenterology 101:685
Van Spreuwel et al. (1985) J Clin Pathol 38:774
Vender et al. (1983) DDS 28:848
Wajsman et al. (1989) Am J Gastroenterol 84:790
Wakefield et al. (1993) J Med Virol 29:1073
Wakefield et al. (1993) J Med Virol 39:345
Wall et al. (1993) J Clin Microbiol 31:1241
Warren et al. (1970) Ann Rheum Dis 29:483
Wexner et al. (1986) Dis Col Rect 31:755
Whorwell et al. (1977) Lancet 1:1169
Willoughby et al. (1989) Gut 30:686

KAPITEL 7

Infektiöse Darmerkrankungen: histopathologische Diagnostik

A. von Herbay

Das Spektrum der entzündlichen Erkrankungen von Dick- und Dünndarm ist bekanntermaßen breit. Es umfasst verschiedene ätiologisch definierbare chronisch-entzündliche Darmerkrankungen (CED) sowie zwei idiopathische Formen: Colitis ulcerosa und Morbus Crohn (Übersicht: von Herbay 1999). Die Gewissheit („certainty") einer Diagnose Morbus Crohn und Colitis ulcerosa ist begrenzt. Gemäß der eigenen Erfahrung – bei mehr als 1.000 operationsbedürftigen CED-Patienten – bestätigt sich die präoperative Diagnose einer idiopathischen CED bei einem Viertel der Fälle histopathologisch nicht; dies betrifft vor allem diejenigen Patienten mit der Diagnose Morbus Crohn (von Herbay 1999). Zu den verkannten Diagnosen gehören u. a. auch infektiöse Darmerkrankungen mit chronischem Verlauf (infektiöse CED). Dieser Beitrag möchte aufzeigen, welche Möglichkeiten histopathologische Untersuchungen im Rahmen der Diagnostik infektiöser Darmerkrankungen bieten können und wo bzw. warum praktische Grenzen bestehen.

Medium Mikroskop

Medizinhistorisch wird die Entdeckung von infektiösen Mikroorganismen dem holländischen Naturforscher Antony van Leeuwenhoek (1632–1723) zugeschrieben. Seine Pionierarbeiten auf dem Gebiete der Mikroskopie gelten als die Geburtsstunde der Mikrobiologie. Aber obwohl Bakterien und andere Krankheitserreger mithilfe eines Lichtmikroskops prinzipiell direkt nachweisbar sind, limitieren bei der Histopathologie noch andere methodische Faktoren die Diagnostik. Diese Grenzen ergeben sich aus der Technik der Herstellung histologischer Präparate, die üblicherweise Gewebsschnitten in einer Dicke von 4–6 µm entsprechen, und der Größe von Infektionserregern. Gut erfassbar im histologischen

Tabelle 7.1. Diagnostische Kriterien der Histopathologie bei infektiösen Darmerkrankungen und ihre Abhängigkeit von der Größe des Infektionserregers[a]

	Größe (ca.)	Direktnachweis möglich	Diagnostischer Leitbefund
Helminthen	11–6000 µm	ja	Erregernachweis
Protozoen	10 µm	ja	Erregernachweis
Pilze	6 µm	ja	Erregernachweis
Bakterien	<2 µm	ja	Erregernachweis >Reaktionsmuster
		nein	Reaktionsmuster 1: enteroinvasiv
		nein	Reaktionsmuster 2: enterotoxinbildend
		nein	Reaktionsmuster 3: Granulome
Viren	<0,1 µm	nein	Zytopathischer Effekt

[a] Die Größenangaben sind hier nur Näherungswerte

Schnittpräparat sind jene Erreger, deren Durchmesser größer ist als die Dicke eines histologischen Präparates, d. h. größer als ca. 6 µm.

Vor diesem Hintergrund erfolgt die histopathologische Diagnostik von infektiösen Darmerkrankungen teils durch direkten Erregernachweis, teils indirekt anhand einschlägiger reaktiver Veränderungen im Gewebe (Tabelle 7.1).

Intestinale Helminthosen

Infestationen mit Würmern sind weltweit verbreitet, hierzulande haben sie jedoch nur eine begrenzte praktische Relevanz. Der diagnostische Nachweis von Würmern, deren Eiern oder Larven ist histologisch in Gewebeproben gut möglich, da diese relativ groß sind und jeweils markante morphologische Charakteristika aufweisen. Oftmals sind zu ihrem Direktnachweis multiple Biopsien und histologische Serienschnitte erforderlich. Als Reaktion auf das Eindringen von Würmern in die Darmwand, z. B. bei deren Wanderung im menschlichen Körper, entsteht fast immer eine dichte Gewebsinfiltration von eosinophilen Granulozyten. Wurminfektionen verlaufen fast immer längerfristig, d. h. chronisch.

In Mitteleuropa kommen am relativ häufigsten intestinale Infestationen mit dem Madenwurm vor, *Enterobius vermicularis*. Betroffen sind vornehmlich Kinder, die Symptomatik (v. a. perinanaler Juckreiz) und Befunde lassen nur ausnahmsweise das Vorliegen einer idiopathischen CED erwägen. Möglichkeiten einer Verwechslung ergeben sich dann, wenn die Enterobiasis[1] zu ulzerösen Läsionen der Darmschleimhaut oder inflammatorischen Polypen führt; dies ist jedoch nur selten der Fall. Nicht so selten erfolgt die Erstdiagnose einer Enterobiasis zufällig anlässlich einer Appendektomie.

Zu Verwechslungen mit den idiopathischen CED führen gelegentlich Infektionen mit Saugwürmern der Gattung *Schistosoma*, speziell *S. mansoni*. Die im Darmgewebe abgelegten Eier von *S. mansoni* – mit einem charakteristischen lateralen Stachel – bedingen oftmals periovulär epitheloidzellige Granulome, öfters auch mehrere inflammatorische Polypen. Diese morphologischen Befunde imitieren einen Morbus Crohn im Kolon.

Protozoen

Protozoen sind tierische Einzeller mit einem oftmals komplexen Entwicklungszyklus, bei dem der Mensch entweder Zwischenwirt oder Endwirt für die Parasiten ist. In Anbetracht ihrer Zellgröße ist ein Direktnachweis von Protozoen in Biopsien meist möglich, allerdings erfordert dieser öfters mehrere Biopsien und Stufenschnitte. In Mitteleuropa sind Infestationen mit Protozoen eher selten die Ursache einer Enterokolitis.

Der Beachtung bedarf hierzulande v. a. die Amöbenkolitis, deren Erreger gelegentlich von Reisenden importiert werden. Oral aufgenommene Zysten von *Entamoeba histolytica* können sich – nach recht variabler Inkubationszeit (wenige Tage, mehrere Wochen) – im Darm zu kommensalen kleinen Trophozoiten (Minutaformen) oder zu pathogenen großen Trophozoiten entwickeln. Nur die Magnaformen verursachen Gewebsnekrosen („Histolyse"), d. h. Erosionen und Ulzera, die blutige Durchfälle hervorrufen. Histologisch sind die Amöben meistens nur im Nekroseschorf aufzufinden, nicht aber in endoskopischen Biopsien von intakter Mukosa. Im HE-Präparat lassen sich die großen Trophozoiten von *Enta-*

---

[1] Die historische Bezeichnung als Oxyuriasis ist zwar seit 50 Jahren überholt, hat sich aber in der klinischen Praxis bis heute als Synonym erhalten.

moeba histolytica infolge ihrer Erythrophagozytose von abgeschilferten Darmepithelien unterscheiden. Das entzündliche Infiltrat im Kolon enthält viele Plasmazellen, während eine auffällige Eosinophile fehlt. Die morphologischen Befunde einer Amöbenkolitis werden gelegentlich mit denen einer idiopathischen CU oder Morbus Crohn verwechselt. Mitunter klärt sich die Diagnose erst auf, wenn unter einer Therapie mit Kortikosteroiden dann Ämöbenabszesse in der Leber auftreten (Marx et al. 1990).

Pilze

Intestinale Pilzinfektionen haben zwar in den letzten Jahren breite Aufmerksamkeit erfahren, sie kommen jedoch bemerkenswert selten vor. Ausnahmen bilden autoptische Befunde bei Patienten mit schweren Immundefekten, v. a. bei Leukämien im Finalstadium. Pilzsporen und Pseudohyphen bzw. Hyphen haben eine Größe von über 6 µm, was ihren Direktnachweis im histologischen Präparat gut ermöglicht. Hilfreich für ihre Erkennung sind histochemische Sonderfärbungen (PAS; GMS).

Bakterien

Stäbchen- und kokkenförmige Bakterien haben eine Länge zwischen etwa 2 und 4 µm, und einen Durchmesser von etwa 0,2 µm. Dieser Größe entsprechend gelingt ein Direktnachweis von Bakterien im histologischen Präparat (ca. 6 µm dick) nur ausnahmsweise, v. a. bei sehr langen Stäbchenbakterien wie *Mycobacterium avium-intracellulare*. Aber auch ohne einen direkten Erregernachweises ist es oftmals möglich, anhand von Feindetails der mukosalen Entzündungsreaktion eine Diagnose zu stellen. Denn das Reaktionsmuster ist Ausdruck bestimmter Pathogenitäts- bzw. Virulenzfaktoren von Bakterien. Zu unterscheiden sind vor allem die Reaktionen bei Infektionen mit enteroinvasiven und enterotoxinbildenden Bakterien.

Enterotoxinbildende bakterielle Infektionen

Enterotoxine bewirken relativ konstant einen sekretorischen Effekt, der durch spezielle Rezeptoren vermittelt wird (z. B. Choleratoxin). Keineswegs immer resultieren auch morphologisch sichtbare Veränderungen. Als Korrelat einer (toxinvermittelt) verstärkten Schleimsekretion sind die Krypten öfter kleinzystisch dilatiert, einhergehend mit einer Schleimdepletion, Abflachung und Abschilfern der Epithelien mit pyknotischen Kernen, ähnlich einem Kryptenabszess. Ein Ödem ist vorhanden, ein leukozytäres Infiltrat ist nur gering ausgeprägt. Das Zusammenspiel von toxininduzierter Sekretion und zytotoxischen Effekten am Epithel führt fakultativ zur Ausbildung von charakteristischen Erosionen mit Pseudomembranen. Diese entsprechen nicht abwischbaren Belägen aus Schleim, Fibrin und Leukozyten (z. B. Toxin von *Clostridium difficile*).

Enteroinvasive bakterielle Infektionen

Infektionen mit Bakterien wie z. B. *Salmonella sp.* oder *Shigella sp.* heilen oft ohne antimikrobielle Therapie binnen 1–4 Wochen aus. Aus diesem Grund werden Patienten mit akuter selbstlimitierender Kolitis (ASLC) meistens gar nicht endoskopiert. In der 1. und 2. Woche ist der histopathologische Aspekt einer ASLC besonders charakteristisch. Die Mukosa enthält ein an Granulozyten reiches Infiltrat, eine neutrophile Infiltration des Kryptenepithels („Kryptitis"), jedoch nur wenige Kryptenabszesse. In der klinischen Praxis werden meistens jene Patienten endoskopiert und biopsiert, deren Symptomatik nach 3–4 Wochen noch nicht abgeklungen ist; d. h. eine Selektion findet statt. In dieser späten Phase einer ASLC ist die Entzündung kontinuierlich oder diskontinuierlich ausgedehnt. Das mukosale Infiltrat besteht dann mehr aus Plasmazellen und Lymphozyten, Granulozyten sind weniger zahlreich vorhanden. Es fehlt in der Regel eine basale Plasmozytose, damit ist die differentialdiagnostische Abgrenzung zu einer idiopathischen Colitis ulcerosa grundsätzlich möglich. Im Einzelfall ist diese mitunter aber schwierig.

Granulomatöse bakterielle Infektionen

Granulomatöse Entzündungen entsprechen nur teilweise einer einschlägig erregertypischen Reaktion des Wirts bei Infektionen mit bestimmten Bakterien, wie z. B. *Mycobacterium tuberculosis* oder *Yersinia pseudotuberculosis*. Solche spezifischen Immunreaktionen setzen ein funktionell kompetentes Immunsystem voraus. Mitunter stellen Granulome auch eine

erregeruntypische Reaktion im infizierten Gewebe dar, weil eine Immun-
imkompetenz vorliegt (z. B. chronisch-septische Granulomatose bei De-
fektsyndromen der neutrophilen Granulozyten). Häufig jedoch sind Granulome in der Darmschleimhaut weder durch einen speziellen Erreger,
noch durch eine Inkompetenz des Immunsystems bedingt, sondern sie
entsprechen einer unspezifischen Fremdkörper- oder Abräumreaktion
auf eine Destruktion von Epithel oder Extravasation von Kryptenschleim
in die Lamina propria.

Viren

Viren sind sehr kleine infektiöse Partikel, ihr Durchmesser beträgt meist
weniger als 0,1 µm. Ein Direktnachweis ist daher im Lichtmikroskop nicht
möglich; er würde ein Elektronenmikroskop erfordern. Gleichwohl ist
eine histopathologische Diagnostik von manchen intestinalen Virusinfek-
tionen möglich, denn einzelne Viren rufen sehr charakteristische zyto-
pathische Effekte an der Darmmukosa hervor.

Von den häufigen sporadischen und epidemischen intestinalen Infektionen mit Rota-, Norwalk- und Enteroviren sind kaum histopathologische Befunde bekannt. Die intestinalen Läsionen beschränken sich offen-
bar auf epitheliale Veränderungen im Dünndarm (Lewin et al. 1992).

Seltener, vornehmlich bei immunsupprimierten Personen, kommen Infektionen mit dem humanen Herpesvirus 5 (HHV-5) vor, v. a. im Kolon.
HHV-5 bedingen charakteristische große Einschlusskörper, die die infizierten Zellen besonders groß erscheinen lassen (Zytomegalievirus,
CMV). Teilweise ist um CMV-Einschlusskörper herum ein heller Saum er-
kennbar, der zur Bezeichnung „Eulenaugen-Zellen" geführt hat. Häufiger
als in Kolonepithelien sind zytomegalovirale Einschlusskörper an den
Endothelien von Kapillaren im mukosalen Stroma oder in Granulations-
gewebe aufzufinden. Ergänzend zur routinemäßigen Histologie sind Zusatzuntersuchungen mittels Immunzytochemie oder In-situ-Hybridisie-
rung möglich. Diese zeigen zwar meistens auf, dass mehr Zellen CMV-
infiziert sind als histologisch zunächst vermutet wurde. Sie erbringen aber
nur selten eine Diagnose, die nicht ohnehin schon angenommen wurde.
Daher sind diese Zusatzuntersuchungen in der diagnostischen Praxis
keineswegs obligat.

Resümee

Im Rahmen der Erst- und Differentialdiagnostik von entzündlichen Darmerkrankungen bildet die diagnostische Histopathologie eine Option, deren praktische Wertigkeit je nach Infektionserreger unterschiedlich ist. Ein direkter Erregernachweis ist bei Infektionen mit Helminthen, Protozoen und Pilzen prinzipiell gut möglich; er gelingt aber nicht immer. Praktisch nur ausnahmsweise möglich und gelingend ist der Direktnachweis des bakteriellen Erregers bei enteroinvasiven Infektionen; richtungsweisend ist dafür die Feinanalyse der Entzündungsreaktion. Das Reaktionsmuster gestattet ferner richtungsweisend die Erkennung nichtinvasiver Infektionen durch enterotoxinbildende Bakterien. Bei der Abgrenzung infektiöser und idiopathischer Darmerkrankungen bleibt letztlich zu berücksichtigen, dass eine primäre infektiöse Kolitis auch einen neuen Schub einer vorbestehenden idiopathischen CED auslösen kann. Somit können beide Formen einer CED nebeneinander vorliegen.

Literatur

Abrams GD (1987) Surgical pathology of the infected gut. Am J Surg Pathol 11 (Suppl 1):16–24

Cheaver AW, Neafie RC (2000) Schistosomiasis. In: Meyers WM, Neafie RC, Marty AM, Wear DJ (eds) Pathology of infectious diseases, vol 1: Helminthiases. Armed Forces Institute of Pathology, Washington, DC, pp 23–48

Day DW, Mandal BK, Morson BC (1978) The rectal biopsy appearances in Salmonella colitis. Histopathology 2:117–131

El-Maraghi NRH, Mair NS (1979) The histopathology of enteric infections with Yersinia pseudotuberculosis. Am J Clin Pathol 71:631–639

Gleason TH, Patterson SD (1982) The pathology of Yersinia enterocolitica ileocolitis. Am J Surg Pathol 6:347–355

Herbay A von (1999) Histopathologische Diagnostik chronisch-entzündlicher Darmerkrankungen. Pathologe 20:276–287

Islam MM, Azad AK, Bardhan PK, Raqib R, Islam D (1994) Pathology of shigellosis and its complications. Histopathology 24:65–71

Jenkins D, Goodall A, Scott BB (1997) Simple objective criteria for diagnosis of causes of acute diarrhoea on rectal biopsy. J Clin Pathol 50:580–585

Joos L, Loosli J, Spichtin HP, Krause M (1999) Amöbenabszess bei chronischer Colitis: Revision der Diagnose Morbus Crohn. Schweiz Med Wochenschr 129:1656–1659

Leopairut J, Neafie RC, Meyers WM, Marty AM (2000) Enterobiasis. In: Meyers WM, Neafie RC, Marty AM, Wear DJ (eds) Pathology of infectious diseases, vol 1: Helminthiases. Armed Forces Institute of Pathology, Washington, DC, pp 433–446

Lewin KL, Riddell RH, Weinstein WM (1992) Enteric infections and associated disases. In: Lewin KL, Riddell RH, Weinstein WM (eds) Gastrointestinal pathology and its clinical implications. Igaku-Shoin, New York Tokyo, pp 990–1085

Marx M, Galle P, Dietrich R, Kommerell B, Diesfeld HJ (1990) Exazerbation der invasiven intestinalen Amöbiasis nach Kortikoidtherapie. Dtsch Ärzteblatt 87:C1493–1495

Meyers WM, Neafie RC, Marty AM, Wear DJ (2000) Pathology of infectious diseases, vol 1: Helminthiases. Armed Forces Institute of Pathology, Washington, DC

Nostrant TT, Kumar NB, Appelman HD (1987) Histopathology differentiates acute self-limiting colitis from ulcerative colitis. Gastroenterology 92:318–328

Rocca JM, Pieterse AS, Rowland R, Hecker R, Rich GE (1984) Clostridium difficile colitis. Aust N Z J Med 14:606–610

Rutgeerts P, Geboes K, Ponette E, Coremans G, Vantrappen G (1982) Acute infective colitis caused by endemic pathogens in western Europe: endoscopic features. Endoscopy 14:212–219

Sachdev HP, Chadha V, Malhotra V, Verghese A, Puri RK (1993) Rectal histopathology in endemic Shigella and Salmonella diarrhea. J Pediatr Gastroenterol Nutr 16:33–38

Staritz M, Hess G, John HD, Arnold W, Ewe K (1984) Amöbencolitis – eine Differentialdiagnose von Colitis ulcerosa und Morbus Crohn. Z Gastroenterol 22:139–146

Weisman J, RotterdamH, Niedt GN, Lewin K, Racz P (1987) AIDS: an overview of the pathology. Path Res Pract 182:729–754

KAPITEL 8

Stellenwert von Akutphaseproteinen und Zytokinen

M. Göke

Die Thematik „Zytokine und Akute-Phase-Proteine in der Differential-diagnose von M. Crohn/Colitis ulcerosa versus intestinale Infektionen" impliziert hohe Erwartungen. Zunächst soll dargestellt werden, welche Zytokine und ggf. Akute-Phase-Proteine bei den genannten Erkrankungen eine Rolle spielen.

Zytokine sind lösliche Proteine oder Glykoproteine (MG 8–40 kDa), die von einer Vielzahl von Zelltypen als Antwort auf „Zellstress" lokal am Ort der Schädigung gebildet werden können. Unterschieden werden die proinflammatorischen Zytokine wie IL-1 (IL-1α und IL-1β), IL-6, IL-8, IL-12, TNF-α und IFN-γ von den antiinflammatorischen Zytokinen wie IL-1-Rezeptorantagonist (IL-1ra), IL-4, IL-10, IL-11 und Transforming Growth Factor β (TGF-β).

Im Darm können CD4-T-Helferzellen über ihre Differenzierung in Subtypen die Zytokinantwort regulieren. So wird eine Th1-betonte Immunantwort initiiert durch IL-12 und IL-18, was eine vermehrte Produktion von IFN-γ, IL-2 und TNF-α zur Folge hat und die zellvermittelte Immunität begünstigt. Th2-Helferzellen produzieren hingegen IL-4, IL-5, IL-10 und IL-13, sie unterstützen die humorale Immunantwort sowie Hypersensitivitätsreaktionen (Papadakis u. Targan 2000; MacDonald et al. 2000). Beide Immunantworten werden durch Antigenstimulation induziert und können einen Entzündungsprozess auslösen. Ob diese Entzündung über kurz oder lang zur chronischen Erkrankung oder zur Gesundung führt, entscheidet die Balance zwischen pro- und antiinflammatorischen Zytokineffekten.

Im Rahmen einer Entzündung oder Infektion werden nach Antigenstimulation von Makrophagen proinflammatorische Zytokine ausgeschüttet, v.a. IL-1, IL-6 und TNF-α, die

1. benachbarte Leukozyten und Endothelzellen zur weiteren Zytokinausschüttung stimulieren,

2. die Expression von Selektinen auf lokalen Endothelzellen induzieren, wodurch im Blut zirkulierende Leuko- und Thrombozyten angezogen werden,
3. im Blutstrom und ZNS eine systemische Reaktion auslösen, die Akute-Phase-Reaktion, die durch Fieber, Neutrophilie, Veränderungen im Lipidmetabolismus, niedrige Eisen- und Zinkwerte im Blut, gesteigerte Glukoneogenese, erhöhten Proteinkatabolismus im Muskel mit Aminosäuretransport zur Leber, Aktivierung von Komplement und Gerinnungswegen sowie Bildung von Akute-Phase(AP-)Proteinen gekennzeichnet ist (Moshage 1997).

Zu den AP-Proteinen werden gerechnet:
- Haupt-AP-Proteine:
  - Apolipoprotein-Serumamyloid A1 (SAA1),
  - Apolipoprotein-Serumamyloid A2 (SAA2),
  - C-reaktives Protein.
- Intermediäre positive AP-Proteine:
  - Komplementfaktoren, besonders Faktor B und C3,
  - Gerinnungsfaktoren wie Fibrinogen, Prothrombin, Faktor VIII und Plasminogen,
  - Proteinaseinhibitoren wie Heparin Kofaktor II, α_1-Antitrypsin, α_1-Antiplasmin, α_1-Antichymotrypsin,
  - Transportproteine wie Haptoglobin, Hämopexin, Caeruloplasmin und Ferritin.
- Negative AP-Proteine:
  - Albumin,
  - Transferrin,
  - Apolipoprotein A1 und A2,
  - Properdin u. a.

Die Haupt-AP-Proteine können bis zum 1000fachen ihres physiologischen Wertes ansteigen, die intermediären AP-Proteine können bis zum 3fachen Normwert erhöht sein, und die negativen Proteine zeigen in der Krankheit erniedrigte Werte (Jensen et al. 1998). Die AP-Reaktion muss streng kontrolliert werden, da die positiven schützenden Eigenschaften der Proteine bei chronischer Erhöhung zu Sekundärschäden bzw. fatalen Folgen führen können (z. B. Amyloidose bei anhaltend hoher Expression von Serum Amyloid A).

Die Differenzierung der T-Helferzellen zur definierten Zytokinsekretion wird lokal durch Ausschüttung von Zytokinen induziert. So besteht beim M. Crohn eine strenge Assoziation zwischen IFN-γ-Produktion und Expression von IL-12, das sich beim M. Crohn, nicht aber bei der Colitis ulcerosa in gastraler und intestinaler Schleimhaut nachweisen lässt. IL-12 wird von mononukleären Zellen als Antwort auf Bakterien oder bakterielle Produkte gebildet (MacDonald et al. 2000). Die T-Zellantwort auf IL-12 ist abhängig von dem spezifischen Rezeptor mit den Untereinheiten IL-12Rβ1 und IL-12Rβ2 (Parrello et al. 2000). Die funktionell wirksame IL-12β2-Expression ist u. a. bei aktivem M. Crohn, Helicobacter-pylori-assoziierter Gastritis sowie Salmonellenkolitis erhöht (Parrello et al. 2000). Das in Monozyten/Makrophagen gebildete IL-18 dient als Kostimulator der IL-12-induzierten Th1-Antwort (Dinarello 2000).

Zusammenfassend scheint der M. Crohn durch eine anhaltende, durch IL-12 induzierte T-Helferantwort vom Th1-Typ gekennzeichnet zu sein. Diese Immunantwort richtet sich gegen die physiologische Darmflora, wird durch selbige ausgelöst und führt zum klinischen Bild der Erkrankung.

Erkenntnisse die Colitis ulcerosa betreffend sind im Hinblick auf die T-Zellantwort weitaus spärlicher; eine eindeutige Th2-Antwort liegt nicht vor. Die Immunantwort ist durch eine erhöhte Sekretion von IL-5 gekennzeichnet, nicht jedoch von IL-4 oder IFN-γ, allerdings ist die Antikörperbildung verstärkt, also die humorale Immunantwort wie bei einer Th2-Differenzierung betont. Diese Konstellation lässt eher an einen Autoimmunprozess denken (s. Kap. 9), zumal sich Autoantikörper wie ANCAs vermehrt nachweisen lassen (MacDonald et al. 2000).

Welche Zytokine sind aktiviert bei klassischen intestinalen Infektionen?

Zytokinantworten bei intestinalen Infektionen scheinen abhängig zu sein von der Interaktion zwischen Erreger und Darmepithelzelle. Im Folgenden sollen darmpathogene Erreger nach ihren pathogenetischen Prinzipien geordnet werden.

I. Präformiertes Enterotoxin: Staphylococcus aureus, Bacillus cereus
II. Enterotoxizität: ETEC, Vibrio cholerae
III. Enteroadhärenz: EPEC, EHEC, EAEC, Salmonella typhimurium
IV. Invasion: Shigella species, Yersinia enterocolitica, Campylobacter jejuni, Salmonella typhi et paratyphi

Die in Nahrungsmitteln nachweisbaren Toxine von *Staphylococcus aureus* triggern eine schlagartig einsetzende Diarrhöe (weniger als 24 Stunden anhaltend) durch eine jejunale Chloridsekretion; das Bakterium muss zur Auslösung der klinischen Symptomatik im Darm nicht nachweisbar sein (Fleckenstein u. Kopecko 2001).

Vibrio cholerae und enterotoxische *E. coli* (ETEC) besiedeln den Dünndarm und produzieren lokal Enterotoxine, wodurch es über eine c-AMP- bzw. c-GMP-Erhöhung zur Chlorid- und Wassersekretion kommt. Beide Bakterien führen nicht zur Destruktion des Epithels, sondern provozieren eine humorale Immunantwort mit starker Erhöhung von spezifischem Serum-IgG und mukosalem sekretorischen IgA (Duchmann et al. 1997).

Eine Gruppe der pathogenen *E. coli* wie enteropathogene *E. coli* (EPEC), enteroaggressive *E. coli* (EAEC), diffus adherente *E. coli* (DAEC) und enterohämorrhagische *E. coli* (EHEC) sowie *Salmonella typhimurium* besiedeln Dünn- oder Dickdarm, sind nichtinvasiv, führen aber zur Diarrhöe trotz fehlenden Nachweises eines Enterotoxins (Ausnahme: Shiga-Toxin von EHEC). EPEC-Serotypen haften über ihr außenmembranständiges Protein Intimin an den spezifischen Intiminrezeptor der Epithelzellmembran und induzieren eine sog. A/E-Läsion („attachment and effacement") mit Auflösung des Bürstensaumes (Higgins et al. 1999). Kürzlich konnte in vitro gezeigt werden, dass das bakterielle Protein Flagellin ein potenter Stimulator der IL-8-Sekretion ist. Flagellin wurde in EPEC, EAEC und EHEC nachgewiesen, und auch Salmonella-typhimurium-Kulturen exprimieren in den Überständen den löslichen Mediator, der allerdings basolateral appliziert werden muss, um in den Epithelzellen die IL-8-Sekretion zu induzieren (Higgins et al. 1999). Der Mechanismus der Flagellin-Translokation von luminal nach basolateral ist bisher unklar – er scheint jedoch eine wichtige Determinante der Virulenz des Bakteriums zu sein. So produzieren auch apathogene *E. coli* Flagellin, führen jedoch nicht zur NF-κB-Aktivierung mit IL-8-Sekretion. IL-8 ist das wichtigste auf polymorphkernige Leukozyten (PMNs) chemotaktisch wirkende Zytokin, und die Migration polymorphkerniger Leukozyten (PMNs) ist Merkmal sowohl bei infektiöser Diarrhöe als auch bei chronisch-entzündlichen Darmerkrankungen.

Die enteroinvasiven Bakterien (Salmonellen, Shigellen, enteroinvasive *E. coli*, Yersinia enterocolitica, Listeria) zeigen verschiedene Strategien der Invasion und verbleiben intrazellulär an verschiedenen Stellen (Salmonellen und Yersinien bleiben in membranständigen Vesikeln, Shigellen und Listerien lysieren die Vesikel und schwimmen ungebunden im Zytoplasma). Nachgewiesen werden konnte bei Salmonellen, enteroinvasiven E. coli und Yersinia enterocolitica die Aktivierung zweier Serinkinasen, IκB-Kinase (IKK)α und IKKβ, mit konsekutiv erhöhter NF-κB-DNA-Bindungsaktivität (Elewaut et al. 1999). Dadurch wird ein epitheliales Zellentzündungsprogramm aktiviert, wodurch proinflammatorische und chemotaktisch wirkende Zytokine vermehrt exprimiert werden: v. a. IL-8, aber auch TNF-α, Growth-Related Oncogene (GRO)-α, Monocyte Chemoattractant Protein (MCP)-1, die induzierbare Cyclooxygenase (COX)-2, induzierbare Nitritoxid-Synthase (iNOS), NO, und das Adhäsionsmolekül ICAM-1 an der apikalen Zellmembran.

Um in die Epithelzelle einzudringen, benutzen die Bakterien unterschiedliche Mechanismen. So ist die Aufnahme von Salmonellen mit großen Membranfalten und einer Makropinozytose verknüpft. Bei der Yersinieninfektion bindet das membranständige Bakterienprotein Invasin an β1-Integrine auf der Epithelzelloberfläche (Kampik et al. 2000; Schulte et al. 2000). Campylobacter induziert durch das Cytolethal Distending Toxin die IL-8-Sekretion (Hickey et al. 1999).

Bei Shigellen gewährleistet die Sekretion der Proteine Ipa („invasion plasmid-associated antigen") A, B, C und D die epitheliale Adhäsion, Invasion und Ausbreitung zu den Makrophagen in der Lamina propria. Dort kommt es zur Phagozytose der Bakterien mit Freisetzung verschiedener Zytokine und Apoptose der Makrophagen, induziert durch Ipa B.

Das Profil der Zytokinausschüttung lässt sich nicht einer Th1- oder Th2-Antwort zuordnen. So werden neben IL-1α, IL-1β, IL-1ra, IL-6, TNF-α und IFN-γ auch IL-4, IL-8, IL-10, GM-CSF und TGF-β ausgeschüttet (Raquib et al. 1995). Die Rezeptoren verschiedener Zytokine werden herunterreguliert: Dazu gehören die von TNF-Rezeptor-I sowie die Rezeptoren der Zytokine IL-1, IL-3, IL-4 und TGF-β (Rubhana et al. 1995). Ob Shigellen auch Flagellin einsetzen, um PMNs zu rekrutieren, ist unklar.

Die oben genannten Zytokinprofile bei chronisch-entzündlichen Darmerkrankungen (M. Crohn, Colitis ulcerosa) und klassischen intestinalen Infektionen erwecken angesichts der Vielfalt beteiligter Proteine die Hoffnung auf klinisch anwendbare typische Marker, die sich ggf. sogar differentialdiagnostisch einsetzen lassen. Allerdings muss diese Hoffnung zum jetzigen Zeitpunkt enttäuscht werden. Dies hat mehrere Ursachen: Zum einen sind die untersuchten Marker nicht spezifisch oder nicht sensitiv genug, um zu diagnostisch besseren Ergebnissen als die klinische Patientenbeobachtung oder die etablierten einfachen Untersuchungsmethoden (wie z. B. Stuhluntersuchung auf pathogene Keime) zu führen. Auch muss der Aufwand der Bestimmung in Relation zum diagnostischen Gewinn stehen. So ließ sich in einer 119 Kinder einschließenden Studie zur Differentialdiagnostik virale versus bakterielle Gastroenteritis zwar bei 79% der Rotavirus-infizierten Kinder IFN-α nachweisen (vs. 3,5% bei bakterieller Gastroenteritis), angesichts der Bestimmungszeit von 48 h dürften Krankheitserreger jedoch bereits vorher im Stuhl gefunden worden sein (Mangiarotti et al. 1999).

Die Spezifität vieler Marker ist zudem gering, was sich u. a. auch aus der Tatsache ableiten lässt, dass bei unterschiedlichen entzündlichen Krankheitsbildern und Infektionen nach einem festgelegten Muster Zytokine ausgeschüttet werden (TH1-Immunantwort nicht nur bei M. Crohn, sondern auch beim Helicobacter-pylori-induzierten peptischen Ulkus und Kryptosporidieninfektion). Nachfolgend sollen nach Erwähnung der „klassischen" Marker (AP-Proteine) einige Studien über „neue" Marker (meistens Zytokine) erwähnt werden.

Die Serumwerte C-reaktiven Proteins (CRP) und Orosomukoids (saures α_1-Glykoprotein) korrelieren mit der entzündlichen Aktivität der chronisch-entzündlichen Darmerkrankung (CED); zur Differentialdiagnose entzündlicher/infektiöser Erkrankungen sind sie kaum hilfreich. Sowohl Lactoferrin als auch α_1-Antitrypsin im Stuhl scheinen sensitive und zumindest darmspezifische Krankheitsmarker zu sein. Die Serum-Albuminkonzentration wird durch viele Faktoren beeinflusst, u. a. Eiweißverluste im Darm oder Malnutrition. Daher erlauben nur stark erniedrigte Werte die Vorhersage eines ungünstigen Verlaufes des Entzündungsprozesses (Nielsen et al. 2000).

Die Expression einzelner proinflammatorischer Zytokine ist in der entzündeten Darmmukosa bei Patienten mit chronisch-entzündlichen Darmerkrankungen deutlich gesteigert, dies führt allerdings nicht zwingend auch zu einem Anstieg der entsprechenden Serumwerte.

Das von aktivierten Makrophagen/Monozyten gebildete TNF-α scheint eine wichtige Rolle beim M. Crohn zu spielen (Erfolge der anti-TNF-α-Antikörpertherapie). So scheinen erhöhte Serumwerte von TNF-α in mehreren Studien mit der Krankheitsaktivität beim M. Crohn zu korrelieren; sie erlauben auch eine prädiktive Aussage hinsichtlich der Wahrscheinlichkeit einer notwendigen Operation bei schwerer Colitis ulcerosa (Maeda et al. 1992; Murch et al. 1991; Sategna-Guidetti et al. 1993). Allerdings konnten in einer anderen Studie keinerlei Differenzen zwischen TNF-α-Serumspiegeln bei CED-Patienten und bei Patienten mit funktionellen Darmbeschwerden gefunden werden (Hyams et al. 1991), in einer anderen Studie konnte die Tendenz zu höheren TNF-α-Werten bei aktiver CED im Vergleich zu gesunden Probanden statistisch nicht als signifikant eingestuft werden (Nielsen et al. 1993).

In Stuhlproben konnten signifikant erhöhte Werte von TNF-α bei M.-Crohn- und Colitis-ulcerosa-Patienten gefunden werden (Braegger et al. 1992; Nicholls et al. 1993), allerdings konnte eine Studie diesen Effekt für den aktiven M. Crohn nicht bestätigen (Saiki et al. 1998). In zwei Studien werden auch die Serumwerte der löslichen TNF-Rezeptoren TNF-RI p55 und TNF-RII p75 als signifikant erhöht bei M. Crohn und Colitis ulcerosa beschrieben (Stroinkhorst et al. 1994), auch hier konnte eine weitere Studie dieses Ergebnis für den aktiven M. Crohn nicht bestätigen. Signifikant hohe Werte beider Rezeptoren im Urin fanden sich bei Patienten mit aktivem M. Crohn und Colitis ulcerosa im Vergleich mit gesunden Probanden oder Patienten mit inaktiver Erkrankung (Hadziselimovic et al. 1995).

Das proinflammatorische Zytokin Interleukin 1 und sein Gegenspieler IL-1-Rezeptorantagonist (IL-1-ra) spielen Hauptrollen in der Regulation einer Entzündung.

Mehrere Studien wiesen die Abnahme des Ratio IL-1ra/IL-1 bei zunehmender Krankheitsaktivität bei CED nach (Casini-Raggi et al. 1995). IL-2 und sein löslicher Rezeptor IL-2R werden von T-Zellen nach Aktivierung sezerniert, um weitere T-Zellklone zu aktivieren. IL-2R ist stabiler und somit verlässlicher nachweisbar als IL-2 und besteht aus drei Ketten (α-, β- und γ-Kette), die jeweils unterschiedliche Korrelationen mit MC und/oder CU aufweisen (Williams et al. 1992; Nielsen er al. 1993, 1995).

IL-6 wird von Makrophagen und T-Zellen sezerniert, begünstigt die B-Zelldifferenzierung und Antikörperbildung und induziert in der Leber die Bildung von AP-Proteinen. Im Kolonepithel ließ sich eine Expression von IL-6 nur sporadisch ohne Bezug zum Entzündungsprozess nachweisen (Kusugami et al. 1995). Erhöhte Serumspiegel des agonistisch wirkenden IL-6-Rezeptors (IL-6R) ließen sich hingegen bei aktivem MC und CU im Vergleich zur inaktiven Erkrankung nachweisen (Mitsuyama et al. 1995).

IL-8 scheint trotz seiner Schlüsselstellung im Hinblick auf die pathogenetisch wichtige Leukozytenattraktion ein schlechter Krankheitsmarker zu sein. Eine Studie beschreibt erhöhte Serumwerte bei aktiver CU, nicht jedoch beim MC. Die intestinale Genexpression war sowohl bei aktiver als auch inaktiver Darmerkrankung erhöht, mit besonders hoher IL-8-mRNA in den entzündeten Darmsegmenten. Auch in Stuhlproben und Rektumdialysaten konnten erhöhte IL-8-Werte bei aktiver CU im Vergleich zu gesunden Kontrollpersonen gemessen werden (Keshhavarzian et al. 1999).

Die genannten Zytokine könnten sich teilweise als neue Krankheitsmarker zur Sicherung der Diagnose und zur Feststellung der Krankheitsaktivität bei chronisch-entzündlichen Darmerkrankungen erweisen. Dazu bedarf es jedoch weiterer Studien. Die derzeitige Datenlage lässt den
klinischen Einsatz der Bestimmung von Zytokinen oder Akute-Phase-
Proteinen zur Differentialdiagnose chronisch-entzündlicher Darmerkrankungen versus klassischer intestinaler Infektionen jedoch nicht zu.

Literatur

Braegger CP, Nicholls S, Murch SH (1992) Tumor necrosis factor alpha in stool as a
    marker of intestinal inflammation. Lancet 339:89–91
Casini-Raggi V, Kam L, Chong YJT (1995) Mucosal imbalance of IL-1 and IL-1-recep-
    tor antagonist in inflammatory bowel disease. J Immunol 154:2434–2440
Dinarello CA (2000) Interleukin-18, a proinflammatory cytokine. Eur Cytokine Netw
    11:483–486
Duchmann R, Neurath M, Märker-Herrman E, Meyer zum Büschenfelde K-H (1997)
    Immune response towards intestinal bacteria – current concepts and future per-
    spectives. Z Gastroenterol 35:337–346
Elewaut D, DiDonato JA, Kinn JM, Truong F, Eckmann L, Kagnoff MF (1999) NF-κB is
    a central regulator of the intestinal epithelial cell innate immune response induced
    by infection with enteroinvasive bacteria. J Immunol 163:1457–1466
Fleckenstein JM, Kopecko DJ (2001) Breaching the mucosal barrier by stealth: an
    emerging pathogenic mechanism for enteroadherent bacterial pathogens. J Clin In-
    vest 107:27–30.
Hadziselimovic F, Emmons LR, Gallati H (1995) Soluble tumour necrosis factor recep-
    tors p55 and p75 in the urine monitor disease activity and the efficacy of treatment
    of inflammatory bowel disease. Gut 37:260–263
Hickey TE, Baqar S, Bourgeois L, Ewing CP, Guerry P (1999) Campylobacter jejuni-
    stimulated secretion of interleukin-8 by INT407 cells. Infect Immun 67:88–93
Higgins LM, Frankel G, Douce G, Dougan G, MacDonald TT (1999) Citrobacter roden-
    tium infection in mice elicits a mucosal Th1 cytokine response and lesions similar
    to those in murine inflammatory bowel disease. Infect Immun 67:3031–3039
Hyams J, Treem W, Eddy E (1991) Tumor necrosis factor alpha is not elevated in chil-
    dren with inflammatory bowel disease. J Pediatr Gastroenterol Nutr 12:233–236
Jensen LE, Whitehead AS (1998) Regulation of serum amyloid A protein expression
    during the acute-phase response. Biochem J 334:489–503
Kampik D, Schulte R, Autenrieth IB (2000) Yersinia enterocolitica invasin protein trig-
    gers differential production of interleukin-1, interleukin-8, monocyte chemoat-
    tractant protein 1, granulocyte-macrophage colony-stimulating factor, and tumor
    necrosis factor alpha in epithelial cells: Implications for understanding the early cy-
    tokine network in yersinia infections. Infect Immun 68:2484–2492

Keshhavarzian A, Fusunyan RD, Jacyno M (1999) Increased interleukin-8 in rectal dialysate from patients with ulcerative colitis. Evidence for a biologival role for IL-8 in inflammation of the colon. Am J Gastroenterol 94:704–712

Kusugami K, Fukatsu A, Tanimoto M (1995) Elevation of interleukin-6 in inflammatory bowel disease is macrophage- and epithelial cell dependent. Dig Dis Sci 40:949–959

MacDonald TT, Monteleone G, Pender SLF (2000) Recent developments in the immunology of inflammatory bowel disease. Scand J Immunol 51:2–9

Maeda M, Watanabe N, Neda H (1992) Serum tumor necrosis factor activity in inflammatory bowel disease. Immunopharmacol Immunotoxicol 14:451–461

Mangiarotti P, Moulin F, Palmer P, Ravilly S, Raymond J, Gendrel D (1999) Interferon-alpha in viral and bacterial gastroenteritis: a comparison with C-reactive protein and interleukin-6. Acta Paediatr 88:592–594

Mitsuyama K, Toyonaga A, Sasaki E (1995) Soluble interleukin-6 –receptors in inflammatory bowel disease: Relation to circulating interleukin-6. Gut 36:45–49

Moshage H (1997) Cytokines and the hepatic acute phase response. J Pathol 181:257–266

Murch S, Lamkin V, Savage M (1991) Serum concentrations of tumour necrosis factor alpha in childhood chronic inflammatory bowel disease. Gut 32:913–917

Nicholls S, Stephens S, Braegger C (1993) Cytokines in stools of children with inflammatory bowel disease or infective diarrhea. J Clin Pathol 46:757–760

Nielsen OH, Brynskov J, Bendtzen K(1993) Circulating and mucosal concentrations of tumor necrosis factor and inhibitor(s) in inflammatory bowel disease. Dan Med Bull 40:247–249

Nielsen OH, Brynskow J (1993) Soluble interleukin-2-receptors in ulcerative colitis. Mediat Inflamm 2:115–118

Nielsen OH, Ciardelli T, Wu Z (1995) Circulating soluble interleukin-2-receptor a- and b-chain in inflammatory bowel disease. Am J Gastroenterol 90:1301–1306

Nielsen OH, Vainer B, Madsen SM, Seidelin JB, Heegaard NHH (2000) Established and emerging biological activity markers of inflammatory bowel disease. Am J Gastroenterol 95: 359–367

Papadakis KA, Targan SR (2000) Role of cytokines in the pathogenesis of inflammatory bowel disease. Annu Rev Med 51:289–298

Parrello T, Monteleone G, Cuchiara S, Monteleone I, Sebkova L, Doldo P, Luzza F, Pallone F (2000) Up-regulation of the IL-12-receptor beta 2 chain in Crohn's disease. J Immunol 165:7234–7239

Raquib R, Lindberg AA, Wretlind B, Bardhan PK, Andersson U, Andersson J (1995) Persistence of local cytokine production in shigellosis in acute and convalescent stages. Infect Immun 63:289–296

Rubhana R, Lindberg AA, Björk L, Bardhan PK, Wretlind B, Andersson U, Andersson J (1995) Down-regulation of gamma-interferon, tumour necrosis factor type 1, interleukin-1 (IL-1) type I, IL-3, IL-4, and transforming growth factor b type I receptors at the local site during the acute phase of Shigella infection. Infect Immun 63: 3079–3087

Saiki T, Mitsuyama K, Toyonaga A (1998) Detection of pro- and anti-inflammatory cytokines in stools of patients with inflammatory bowel disease. Scand J Gastroenterol 33:616–622

Sategna-Guidetti C, Pulitano R, Fenoglio L (1993) Tumour necrosis factor in Crohn's disease. Relation of serum concentration to disease activity. Recenti Prog Med 84: 93–99

Schulte R, Grassl GA, Preger S, Fessele S, Jacobi CA, Schaller M, Nelson PJ, Autenrieth IB (2000) Yersinia enterocolitica invasin protein triggers IL-8 production in epithelial cells via activation of Rel p65-p65 homodimers. FASEB J 14:1471–1484

Stroinkhorst A, Jansen J, Tytgat G (1994) Soluble IL-2 and TNF-receptors p55 and p75 in Crohn's disease. Gastroenterology 106:A779

Williams AJ, Symons JA, Watchet K (1992) Soluble interleukin-2-receptor and disease activity in Crohn's disease. J Autoimmun 5:251–259

KAPITEL 9

Autoantikörperdiagnostik

F. SEIBOLD

Bereits vor 50 Jahren sind die ersten Autoantikörper bei chronisch-entzündlichen Darmerkrankungen (CED) beschrieben worden. Diese Antikörper waren in der Regel gegen Enterozytenantigene gerichtet, zeichneten sich jedoch durch eine relativ niedrige Sensitivität und Spezifität für M. Crohn und Colitis ulcerosa aus (Broberger u. Perlmann 1959). In den Anfängen der Autoantikörperforschung beschäftigten sich die Untersucher v. a. mit der Bedeutung der Antikörper in der Pathogenese der CED. In den folgenden Jahren konnte konstatiert werden, dass kein Antikörper mit der klinischen Aktivität der Erkrankung korrelierte und dass auch keine gewebsschädigenden Mechanismen, wie die Fixierung von Komplement oder eine ADCC, zu entdecken waren. Somit spielen die Antikörper bei CED offensichtlich keine Rolle in der direkten Pathogenese der Erkrankungen.

Da es aufgrund klinischer, endoskopischer und histologischer Parameter nicht in allen Fällen möglich ist, zwischen M. Crohn und Colitis ulcerosa zu unterscheiden, wären serologische Marker, vergleichbar zu autoimmunen Lebererkrankungen, sehr hilfreich. Ein Kolon-Crohn ist gelegentlich nur schwer von einer Colitis ulcerosa zu differenzieren. Insbesondere vor weitreichenden Therapieentscheidungen, beispielsweise vor Anlage eines ilealen Pouches, wäre die genaue Differenzierung zwischen M. Crohn und Colitis ulcerosa sinnvoll.

Da beide Erkrankungen auf medikamentöse Therapien (z. B. 5-ASA-Präparate, Methotrexat) unterschiedlich ansprechen, wäre auch in dieser Situation eine serologische Einordnung der Erkrankung hilfreich. Des Weiteren wäre eine serologische Differenzierung zwischen beiden Erkrankungen bei der Erstdiagnose chronisch-entzündlicher Darmerkrankungen und deren Abgrenzung zu anderen Kolitiden (z. B. infektiös) vorteilhaft.

Tabelle 9.1. Sensitivität und Spezifität der Antikörper gegen Saccharomyces cerevisiae (ASCA), gegen Pankreassekret (PAB) und neutrophile Granulozyten (pANCA) bei Patienten mit chronisch-entzündlichen Darmerkrankungen und Kontrollen. *PBC* primär biliäre Zirrhose, *CAH* Autoimmunhepatitis

	n	ASCA	PAB	pANCA
M. Crohn	125	85 (68%)	37 (30%)	18 (14%)
Colitis ulcerosa	40	0	0	31 (78%)
Gesunde	50	0	0	0
PBC	10	0	0	1 (10%)
CAH	12	0	0	3 (25%)
Sprue	10	1 (10%)	0	0
Vaskulitis	20	0	0	2 (10%)
Autoimmunerkrankung	17	0	0	0

Leider konnte bislang kein Antikörper bei CED gefunden werden, der, vergleichbar zu den M2-Antikörpern bei der primär biliären Zirrhose (PBC), durch eine sehr hohe Sensitivität und Spezifität charakterisiert ist. Aktuell kann durch die Antikörperdiagnostik in ca. 80% der Fälle zwischen M. Crohn und Colitis ulcerosa differenziert werden. In der klinischen Routine werden in einigen Zentren weltweit derzeit 3 verschiedene Antikörper (ASCA, pANCA und PAB) in der Routinediagnostik untersucht (Tabelle 9.1).

pANCA

pANCA (perinukleäre antineutrophile zytoplasmatische Antikörper) kommen mit einer hohen Prävalenz bei Patienten mit Colitis ulcerosa, aber auch bei primär sklerosierender Cholangitis und autoimmuner Hepatitis vor. Der Name kommt durch die perinukleäre Fluoreszenz bei der Immunfluoreszenz auf Äthanol-fixierten Zytozentrifugenpräparaten von Neutrophilen zustande. Die Bezeichnung pANCA ist etwas irreführend, da dieser Begriff für pANCA-positive Vaskulitiden reserviert ist. Bei letzteren ist das Antigen bekannt, während bei den atypischen pANCA oder auch ANNA, xANNA oder NANA genannten Antikörpern bei Colitis ulcerosa das Antigen nicht bekannt ist. Neuere Untersuchungen zeigen, dass das Antigen ein DNAse-sensitives Kernhüllprotein zu sein scheint.

In eigenen Untersuchungen wurden bei 70% der Patienten mit Colitis ulcerosa pANCA nachgewiesen, während dieser Marker nur bei 6% der

Patienten mit M. Crohn zu finden war (Seibold et al. 1992). Eindeutige Nachteile dieses Tests sind die limitierte Spezifität und die fehlende Standardisierung des Testverfahrens (ELISA und Immunfluoreszenz), was bei einem Vergleich von unterschiedlichen Zentren zu massiven Variationen der Befunde führte (Sandborn et al. 2000). Werden Titer unter 1:20 berücksichtigt, können auch bei bis zu 20% der Patienten mit M. Crohn pANCA nachgewiesen werden. Leider gibt es bislang keinen standardisierten Cut-off-Titer, ab dem die Diagnose einer Colitis ulcerosa anzunehmen ist. Es bleibt zu hoffen, dass sich Sensitivität und Spezifität des Tests mit der Entdeckung des Antigens erhöhen wird.

Der pANCA-Titer korreliert nicht mit der Aktivität der Erkrankung und persistiert nach Kolektomie (Seibold et al. 1992). Möglicherweise haben Patienten mit Colitis ulcerosa und hochtitrigen pANCA ein höheres Risiko, eine Pouchitis zu entwickeln (S. Targan, Los Angeles, pers. Mitteilung). Eigene Daten zeigen, dass pANCA wahrscheinlich über eine Kreuzreaktion mit bakteriellen Antigenen entstehen (Seibold et al. 1998). Somit passt die Antikörperentstehung in ein aktuelles pathogenetisches Konzept, bei dem der Verlust der immunologischen Toleranz gegenüber der eigenen Bakterienflora eine wichtige Rolle spielt.

Becherzellantikörper

Becherzellantikörper werden je nach gewähltem Antigen mit unterschiedlicher Sensitivität und Spezifität bei Colitis ulcerosa gefunden. In unsere Untersuchung unter Verwendung von fetalem Dünndarm fanden sich bei 26% der Patienten mit Colitis ulcerosa diese Antikörper (Stöcker et al. 1987). Interessanterweise konnten diese Antikörper auch bei gesunden Familienangehörigen ersten Grades nachgewiesen werden.

Pankreasantikörper

Antikörper gegen Pankreas (PAB) werden bei ca. 30% der Patienten mit M. Crohn gefunden (Stöcker et al. 1987; Seibold et al. 1991). Die Antikörper sind gegen ein Makromolekül im Pankreassekret gerichtet (Seibold et al. 1991). PAB sind sehr spezifisch. Die Titer schwanken zwischen 1:10 und 1:1280. Lediglich bei 2% der Patienten mit Colitis ulcerosa werden PAB gefunden, die allerdings eine Titerhöhe von 1:20 nicht überschreiten.

Die Titerhöhe der PAB bleibt über viele Monate stabil und korreliert nicht mit der klinischen Aktivität der Erkrankung. Möglicherweise besteht ein Zusammenhang zwischen dem Auftreten von PAB und einer exokrinen Pankreasinsuffizienz, da Patienten mit M. Crohn und einem pathologischen Pankreolauryltest signifikant häufiger PAB-positiv sind als Patienten mit normaler exokriner Funktion (Seibold et al. 1996). Im Gegensatz zu anderen Antikörpern kommen PAB nicht bei gesunden Familienangehörigen vor (Seibold et al. 1997).

ASCA

Antikörper gegen Saccharomyces cerevisiae (ASCA) treten mit einer hohen Prävalenz bei Patienten mit M. Crohn auf. Die Antikörper können mittels Immunfluoreszenz detektiert werden (Abb. 9.1), allerdings ist die Quantifizierung mittels ELISA empfehlenswerter. Das Antigen ist ein Mannan, ein Zellwandbestandteil aus der Bäcker-, Bier- und Weinhefe. In eigenen Untersuchungen fanden wir ASCA bei 68% der Patienten mit

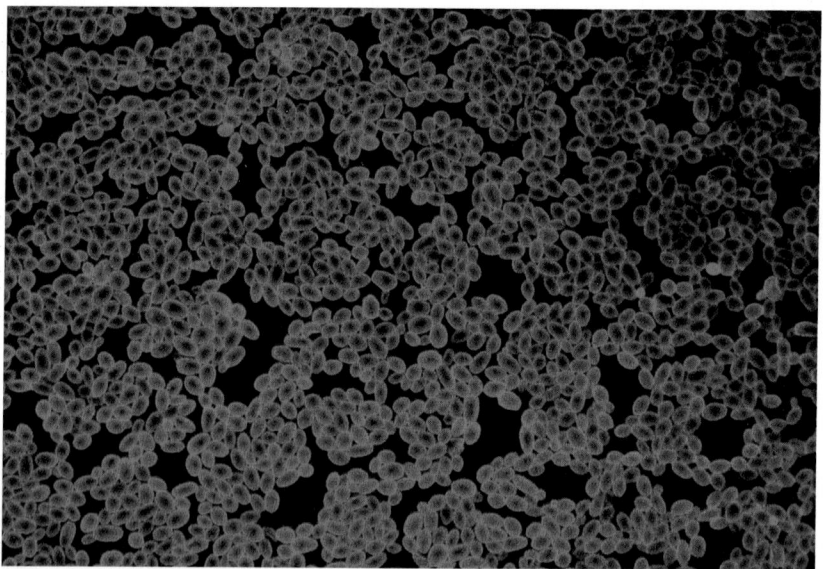

Abb. 9.1. Anfärbung der Zellwand von Saccharomyces cerevisiae durch ein ASCA-positives Serum eines Crohn-Patienten (Immunfluoreszenz)

M. Crohn (Seibold et al. 2001). Die Spezifität dieser Antikörper für den M. Crohn wird von allen Arbeitsgruppen hoch eingeschätzt (Giaffer et al. 1992; Sendid et al. 1996), allerdings kann ASCA gelegentlich auch bei Patienten mit Reizdarmsyndrom (IBS) oder Zöliakie gefunden werden. ASCA-IgA-Antikörper sind spezifischer für den M. Crohn als IgG-Antikörper. PAB und ASCA erkennen unterschiedliche Antigenepitope. ASCA scheinen v. a. bei Crohn-Patienten mit Fisteln oder Dünndarmbefall vorzukommen. Interessanterweise tritt ASCA auch bei 25% der nichterkrankten erstgradigen Verwandten von Patienten mit M. Crohn auf. Dieser Effekt ist sowohl mit der Vererblichkeit der Erkrankung als auch mit Umweltfaktoren in Verbindung gebracht worden (Seibold et al. 2001).

Weitere Antikörper

Neben den oben genannten Antikörpern wurden noch lymphozytotoxische Antikörper bei 40% der Patienten mit CED berichtet. Auch dieser Antikörper war bei gesunden Familienangehörigen zu finden. Eine Differenzierung Morbus Crohn – Colitis ulcerosa scheint mit diesem Antikörper nicht möglich zu sein (Korsmeyer et al.1975).

Antierythrozytenantikörper scheinen sensitive Marker für den M. Crohn zu sein. Sie werden bei 90% der Crohn-Patienten, aber auch bei 30% der Patienten mit Colitis ulcerosa gefunden. Allerdings tritt dieser Antikörper auch bei 100% der Patienten mit einer Campylobacter-jejuni-Infektion auf (Berberian et al. 1994).

Antikörper gegen Tropomyosin wurden initial als gewebsgebundene IgG-Antikörper gegen ein 40-kD-Antigen beschrieben. Diese Antikörper scheinen bei der Colitis ulcerosa häufiger vorzukommen als beim M. Crohn (Das et al. 1990).

Zusammenfassung

Die Kombination der drei Antikörper pANCA, PAB und ASCA erlaubt bei ca. 80% der Patienten eine Differentialdiagnose zwischen Colitis ulcerosa und M. Crohn. Dabei liegt bei der Antikörperkombination ASCA$^+$, PAB$^+$ und pANCA$^-$ in der Regel ein M. Crohn vor, während es sich bei ASCA-, PAB- und pANCA$^+$-Patienten meistens um eine Colitis ulcerosa handelt (Tabelle 9.2). Da weder eine hundertprozentige Sensitivität noch Spezi-

Tabelle 9.2. Bedeutung der unterschiedlichen Antikörperkombinationen in der Differentialdiagnose M. Crohn – Colitis ulcerosa bei 165 Patienten mit chronisch-entzündlichen Darmerkrankungen (115 Patienten mit M. Crohn und 50 Patienten mit Colitis ulcerosa). PAB und ASCA sind in Kombination, aber auch einzeln, verlässliche serologische Marker für M. Crohn. Die Spezifität von pANCA für Colitis ulcerosa ist limitiert, da im Gegensatz zu anderen Autoren die Kombination pANCA$^+$ und ASCA$^-$ kein sicherer Marker für Colitis ulcerosa ist. Bei gleichzeitigem Vorkommen von ASCA und pANCA liegt bei dieser Untersuchung immer ein M. Crohn vor

Antikörperkombination	n positiv	Serologische Verdachtsdiagnose	Serologische Diagnose *korrekt*
ASCA$^+$, PAB$^+$, pANCA$^-$	28	M. Crohn	28 (100%)
PAB$^+$, ASCA$^-$, pANCA$^-$	9	M. Crohn	9 (100%)
ASCA$^+$, PAB$^-$, pANCA$^-$	55	M. Crohn	(100%)
ASCA$^+$, PAB$^-$, *pANCA$^+$*	7	?	7/7 M. Crohn
ASCA$^-$, PAB$^-$, *pANCA$^+$*	42	Colitis ulcerosa	36/42 Colitis ulcerosa 6/42 M. Crohn
ASCA$^-$, PAB$^-$, pANCA$^-$	24	?	14/24 Colitis ulcerosa 10/24 M. Crohn

fität erreicht wird, sind Antikörper als serologische Suchtests bei der Primärdiagnose nur limitiert sinnvoll. Die klinische, endoskopische, histologische und radiologische Diagnostik stellt nach wie vor den Goldstandard dar. Die Antikörperdiagnostik ist als ergänzende Untersuchung bei unklaren Fällen, z. B. bei einer Colitis ulcerosa oder vor einer geplanten Pouchanlage, jedoch durchaus hilfreich. Bei infektiösen Darmerkrankungen konnten wir Crohn- oder Kolitis-spezifische Antikörper bislang

Tabelle 9.3. Differentialdiagnose infektiöse Kolitiden – chronisch-entzündliche Darmerkrankungen: 42 Patienten mit primär unklarer Diarrhöe wurden auf Antikörper (ASCA), Bakterien im Stuhl und z. T. endoskopisch untersucht. Bei Patienten mit positiven Stuhlkulturen konnte kein Nachweis von ASCA erfolgen, während bei 5/6 der ASCA-positiven Patienten endoskopisch und histologisch der Befund zu einem M. Crohn passte

ASCA-Status	n	Bakteriologie	Histologie/Endoskopie
ASCA positiv	7	Negativ	5/6 passend M. Crohn
ASCA negativ	35	13/35 positiv	0/10 passend M. Crohn

nicht nachweisen (Tabelle 9.3); somit kommt der Antikörperbestimmung auch bei dieser Fragestellung eine Bedeutung zu.

Literatur

Berberian LS, Valles-Ayoub Y, Gordon LK, Targan SR, Braun J (1994) Expression of a novel autoantibody defined by the Vh3–15 gene in inflammatory bowel disease and Campylobacter jejuni enterocolitis. J Immunol 153:3756–3763

Broberger O, Perlmann P (1959) Autoantibodies in human ulcerative colitis. J Exp Med 110:657–674

Das KM, Vecchi M, Sakamaki S (1990) A shared and unique epitope on human colon, skin, and biliary epithelium detected by a monoclonal antibody. Gastroenterology 98:464–468

Giaffer MH, Clark A, Holdsworth CD (1992) Antibodies to Saccharomyces cerevisiae in patients with Crohn's disease and their possible pathogenic importance. Gut 33: 1071–1075

Korsmeyer SJ, Williams RC, Wilson D, Strickland RG (1975) Lymphocytotoxic antibody in inflammatory bowel disease. New Engl J Med 22:1117–1120

Sandborn WJ, Loftus EV, Colombel JF, Fleming K, Seibold F, Homburger HA et al. (2000) Utility of perinuclear anti-neutrophil cytoplasmic antibodies (pANCA) as serologic markers in a population-based cohort of patients with Crohn's disease and ulcerative colitis. Gastroenterology 118:A696

Seibold F et al. (2001) Anti-Saccharomyces cerevisiae antibodies in inflammatory bowel disease: a family study. Scand J Gastroenterol 36:16–201

Seibold F, Brandwein S, Simpson S, Terhorst S, Elson CO (1998) pANCA represents a cross-activity to enteric bacterial antigens. J Clin Immunol 18:153–160

Seibold F, Mörk H, Tanza S et al. (1997) Pancreatic autoantibodies in Crohn's disease: a family study. Gut 40:481–484

Seibold F, Scheurlen M, Müller A, Jenss H, Weber P (1996) Impaired pancreatic function in patients with Crohn's disease with and without pancreatic antibodies. J Clin Gastroenterol 22:202–206

Seibold F, Weber P, Jenss H, Wiedmann KH (1991) Antibodies to a Trypsin sensitive pancreatic antigen in chronic inflammatory bowel disease: specific markers for a subgroup of patients with Crohn's disease. Gut 32:1192–1197

Seibold F, Weber P, Klein R, Berg PA, Wiedmann KH (1992) Clinical significance of antibodies against neutrophils in patients with inflammatory bowel disease and primary sclerosing cholangitis. Gut 33:657–662

Sendid B, Colombel JF, Jacquinot PM et al. (1996) Specific antibody response to oligomannosidic epitopes in Crohn's disease. Clin Diagn Lab Immunol 3:219–226

Stöcker W, Otte M, Ulrich S et al. (1987) Autoimmunity: pancreatic juice in Crohn's disease. Scand J Gastroenterol 22:41–52

KAPITEL 10

Bildgebende Diagnostik

C. F. DIETRICH

Aufgrund des in der Regel spontan selbstlimitierenden Krankheitsverlaufs intestinaler Infektionen sind aufwendige bzw. invasive diagnostische Methoden bei den meisten dieser Erkrankungen nicht indiziert und ihre Bedeutung relativ gering. Die Wertigkeit bildgebender Verfahren bei Patienten mit Infektionskrankheiten des Gastrointestinaltrakts ist bisher nur unzureichend in Studien untersucht und validiert worden. Im Vordergrund stehen die Anamnese, der körperliche Untersuchungsbefund, die stuhlhygienische Untersuchung, die transabdominelle Sonographie (zur Ausbreitungsdiagnostik) und in manchen Fällen die Endoskopie mit Probenentnahmen (Pathologie, Hygiene, Virologie etc.).

Die Endoskopie, Röntgenuntersuchung des Darms und Darmsonographie haben allerdings bei Patienten mit chronisch-entzündlichen Darmerkrankungen sowohl für die Diagnostik als auch für die Differentialdiagnostik und Verlaufsbeobachtung einen gesicherten Stellenwert. Im Gegensatz zur Endoskopie und Röntgenkontrastmitteldarstellung des Darms, die die mukosalen und luminalen Aspekte beurteilen, erfassen die Sonographie und weniger auch die Computertomographie und die Magnetresonanztomographie luminale, mukosale, murale, transmurale und auch mesenteriale Aspekte eines entzündlichen (oder auch tumorösen) Krankheitsgeschehens (unter Berücksichtigung der umgebenden Strukturen).

Die Schnittbildverfahren können allerdings nicht den gesamten Darmverlauf kontinuierlich darstellen, sodass Ausschlussdiagnosen entzündlicher und neoplastischer Darmwandveränderungen mittels Ultraschall, CT und MRT nicht möglich sind. Auch sind die bildgebenden Verfahren bei der primären Diagnostik von eingeschränktem Wert, da die Hinweise auf die Genese der pathologischen Veränderungen nur indirekter Natur sind. Eine alleinige bildgebende Differentialdiagnose entzündlicher Darmerkrankungen ist somit nicht möglich, auch wenn Anamnese und insbesondere der sonographische Befund richtungsweisend sein können, wie es z. B. für die antibiotikaassoziierte segementär-hämorrhagische Kolitis gezeigt worden ist.

Untersuchungstechnik mittels Schnittbildtechniken (US, CT, MRT)

Durch die Entwicklung einer verbesserten Gerätetechnik hat die Bedeutung der bildgebenden Verfahren für die Beurteilung des Gastrointestinaltrakts in den letzten Jahren zugenommen. Die B-Bild-Ultraschalluntersuchungen des Darms sollten nach einer (variablen) Nüchternperiode mittels hochauflösender Linear- oder Curved-array-Schallköpfe durchgeführt werden. Voraussetzungen sind eine genaue anatomische Kenntnis des Darmverlaufs sowie ausreichend Zeit. Die sonographische und radiologische Untersuchung des Darms und der Darmwand ist in hohem Maße von der individuellen Erfahrung des Untersuchers abhängig.

Die Ileozökalregion (Leitstruktur: Arteria und Vena iliaca rechts) und das Colon sigmoideum (Leitstruktur: Arteria und Vena iliaca links) sind sonographisch sicher darstellbar. Der übrige Kolonrahmen lässt sich durch eine kontinuierliche Schallkopfführung bei den meisten Patienten ebenfalls ausreichend beurteilen. Bei geblähten, adipösen Patienten ist eine ausreichende Beurteilbarkeit des Darms auch in den genannten Lokalisationen nicht immer gewährleistet. Das Rektum und die distalen Kolonanteile lassen sich mit hochauflösenden Schallköpfen aufgrund der verminderten Eindringtiefe in der Regel *nicht* ausreichend beurteilen.

Die Darmwanddicke kann durch die physiologische Peristaltik des Darms erheblich variieren, sodass ein kontrahiertes Darmsegment eine verdickte Darmwand vortäuschen kann. Bei der Beurteilung infektiöser Darmerkrankungen ist die Bestimmung der Lokalisation und das Erscheinungsbild der Darmwandschichten wichtiger als die alleinige Bestimmung und formale Bewertung der Darmwanddicke.

Die Bedeutung der Farbduplexsonographie wird bei chronisch-entzündlichen Darmerkrankungen und bei bakteriellen Erkrankungen des Dünn- und Dickdarms kontrovers diskutiert. Da akute Entzündungen unabhängig von ihrer Genese mit einer vermehrten Durchblutung des Mesenteriums einhergehen, lässt sich auch bei bakteriellen Enterokolitiden eine vermehrte Vaskularisaton in der verdickten Darmwand nachweisen.

Es wurde postuliert, dass anhand des Durchblutungsmusters evtl. besser zwischen entzündlichen und narbig-bindegewebigen Veränderungen differenziert werden kann. Wir verwenden regelmäßig die Farbduplexsonographie zur Charakterisierung der Darmwandveränderungen, da sich häufig erst mittels der sensitiven Powerdopplersonographie die Architektur der Darmwand besser verstehen lässt. Die Darstellung der vermehrten Durchblutung der Submukosa und des Vaskularisationsmusters im umgebenden Mesenterium als Ausdruck der transmuralen Entzündung kann kleine umschriebene nicht-durchblutete Abszedierungen (mit schlechter Prognose) differenzieren.

Es konnte gezeigt werden, dass der Blutfluss in der A. mesenterica superior bei entzündlichen Darmerkrankungen höhere systolische und auch diastolische Geschwindigkeiten aufweist; insgesamt findet sich eine Erniedrigung des Widerstandsindex (RI). Dieser Befunde, die bei der Beurteilung von Patienten mit chronisch-entzündlichen Darmerkrankungen erhoben wurden, gelten analog für Patienten mit bakteriellen Enterokolitiden. Die klinische Relevanz ist umstritten.

Auf die Besonderheiten der konventionellen radiologischen Methoden wird nicht weiter eingegangen.

Mesenteriale Lymphadenopathie (US, CT, MRT)

Bildgebender Nachweis, Lokalisation (mesenterial links, mesenterial rechts), Anzahl und maximale Größe (Longitudinal- und Breitendiameter) der im Mesenterium nachweisbaren Lymphknoten können dokumentiert werden. Es konnte kürzlich gezeigt werden, dass sich sonographisch in Einzelfällen bei jungen Patienten maximal bis zu 3 mesenteriale Lymphknoten mit einer maximalen Größe von bis zu 17–19 mm im Longitudinaldurchmesser und bis zu 7–9 mm im Breitendiameter nachweisen lassen. Die Echogenität ist mittelstark (ähnlich der der Leber) und Aufbau sowie die Architektur sind nicht gestört. Detektionsrate und Ausmaß der Lymphknotendarstellung sind vom Alter sowie von der Gerätetechnik und insbesondere von der Erfahrung des Untersuchers abhängig.

Besonderheiten des Dünndarms (US, SDDP)

Bei Patienten mit Dünndarmveränderungen hat sich die Analyse des Kerckring-Faltenmusters als hilfreich erwiesen („Kolonisation des Jejunums", „Jejunisation des Ileums" bei verminderter Faltendichte), auch wenn eine definitive anatomische Zuordnung der Darmsegmente nicht immer gelingen kann. Die sonographischen Zeichen eines lebhaften flüssigkeitsgefüllten oberen Dünndarms (im linken Ober- und Mittelbauch, dem Jejunum entsprechend) mit Hin- und Herwirbeln echoreicher, „fetziger" Strukturen und ein in Höhe (ca. <5 mm), Dichte (<3 Falten/Segment über 5 cm) und Gleichförmigkeit vermindertes Kerckring-Faltenrelief wurden initial als diagnostische Zeichen der einheimischen Sprue und Autoimmunenteropathie charakterisiert, finden sich aber auch typischerweise bei der AIDS-assoziierten Enteropathie (sog. „Waschmaschinenphänomen"). Bei Patienten mit sekretorischer Diarrhöe finden sich ähnliche Motilitätsmuster, jedoch ohne Veränderungen des Faltenreliefs. Diese Veränderungen wurden primär mittels selektiver Dünndarmpassage nach Sellink beobachtet und können auf die sonographische Untersuchungstechnik übertragen werden.

Bildgebende Charakteristika infektiöser Enterokolitiden

Bakterielle Kolitiden

Da häufig die sonographisch gut beurteilbaren Regionen (Colon sigmoideum, Ileozökalregion) zumindest mitbetroffen sind, ist die Sonographie zur Detektion von Darmwandveränderungen bei bakteriellen Kolitiden nach unserer Erfahrung sensitiv, jedoch häufig nicht ausreichend spezifisch, um eine sichere Diagnose zu stellen. Es fehlen prospektive Studien zur Evaluation der Sensitivität, Spezifität sowie des negativen und positiven prädiktiven Wertes. Abhängig vom Schweregrad des Krankheitsverlaufs zeigt die transabdominelle Sonographie eine unterschiedlich ausgeprägte, mukosal betonte Verdickung der Darmwand mit meist erhaltener Wandschichtung und fakultativ freier peritonealer Flüssigkeit. Vermehrte und vergrößerte Lymphknoten lassen sich häufig nachweisen. Der Einsatz anderer bildgebender Verfahren ist nur in Einzelfällen sinnvoll. Die bildgebenden Charakteristika von bakteriellen, viralen und parasitären Enterokolitiden sind in Tabelle 10.1 zusammengefasst und werden im Folgenden erläutert (Abb. 1).

Tabelle 10.1. Differentialdiagnose infektiöser Darmerkrankungen mittels bildgebender Methoden: Wertigkeit der transabdominellen Sonographie (US), Computertomographie(CT), Magnetresonanztomographie (MRT), selektive Dünndarmpassage nach Sellink (SDDP) oder mit wasserlöslichem Kontrastmittel (MDP), Kolonkontrastmitteleinlauf (CKE) oder Kolonkontrasteinlauf mittels wasserlöslichem Kontrastmittel (GKE); Endoskopie mit Biopsieentnahme (Ex + Bx)

	US	CT	MRT	SDDP	CKE (oder GKE)	Ex + Bx	Terminales Ileum	Rechtes Kolon	Linkes Kolon	Mesenteriale Lymphadenopathie	Flüssigkeitsgefüllter Dünndarm
Appendizitis	++	++	+(+)	-	-	-	+	+	-	(+)	-
Divertikulitis	++	++	+(+)	-	+ (GKE)	+****	(-)	(+)	++	(+)	-
Epiploizitis (Appendagitis)	+(+)	++	+(+)	-	-	-	-	+(+)	++	+(+)	-
M. Crohn	++	+	+(+)	++	(+)	++	++	++	+	++***	(+)
Colitis ulcerosa	+(+)	(+)	-	-	+	++	(+)**	+(+)	++	(+)	-
Kollagenkolitis	?	-	-	-	-	++	-	-	-	-	-
Lymphozytäre Kolitis	-	-	-	-	-	++	-	-	-	-	-
Einheimische Sprue	+(+)	(-)	(+)	(+)	-	++	(-)	-	-	++	++
Autoimmune Enteropathie	+(+)	(-)	(+)	(+)	-	++	(-)	-	-	+	++
HIV-assoziierte Enteropathie	+(+)	(-)	(+)	(+)	-	+(+)	(-)	-	-	+	++
Neutropene Kolitis	++	++	+(+)	-	-	-	+	++	+	?	-
Chemotherapie-assoziierte Kolitis, z. B. Methotrexat	+	-	-	-	-	+(+)	(+)	+(+)	++	-	-

Tabelle 10.1. (Fortsetzung)

	US	CT	MRT	SDDP	CKE (oder GKE)	Ex + Bx	Terminales Ileum	Rechtes Kolon	Linkes Kolon	Mesenteriale Lymphadenopathie	Flüssigkeitsgefüllter Dünndarm
Fibrosierende Kolonpathie bei CF	+(+)	–	–	–	–	–	(+)	++	(+)	–	–
Ischämische Kolitis	+(+)	+	+	–	(+)	(+)#	+	+	+(+)	–	–
Gutartige Tumoren	(+)	(+)	(+)	+(+)	(+)	+(+)##	(+)	(+)	(+)	–	–
Kolorektales Karzinom	+	+	(+)	+(+)	+(+)	++	–	++	++	(+)	–
Karzinoid	+(+)	(+)	(+)	+(+)	(-)	++	+(+)	(+)	(-)	(+)	(+)
Vaskulitis	+	–	+*	–	–	++	++	+	+	(-)	+
Sakoidose	?	?	?	+(+)	–	++	+	++	(+)	+(+)	–
Strahlenenteritis	+(+)	–	–	+(+)	(+)	+(+)	+	(+)	+	–	++
Graft-versus-Host-Krankheit	+(+)	(+)	(+)	(+)	–	++	++	++	+	–	+(+)
Hämatom	+	++	(+)	–	–	–	(+)	+	+	–	–
Salmonella ssp.	+(+)+	(-)	(-)	–	(-)	+	+	++	+	+	(+)
Campylobacter ssp.	+(+)+	–	–	–	–	+	+(+)	++	+	++	(+)
Yersinia ssp.	+(+)+	–	–	+	–	+(+)	++	++	+	++	(+)
Enterohämorrhagische E.-coli-Enteritis	+(+)	–	–	–	–	+	(+)	++	+	+	(+)
Tuberkulose	++	+(+)	?	++	(+)	++	++	++	+	++	(+)

Tabelle 10.1. (Fortsetzung)

	US	CT	MRT	SDDP	CKE (oder GKE)	Ex + Bx	Terminales Ileum	Rechtes Kolon	Linkes Kolon	Mesenteriale Lymphadenopathie	Flüssigkeitsgefüllter Dünndarm
Pseudomembranöse Kolitis	+(+)	(+)	–	–	–	++	(–)	+	++	+	(–)
Segmentale hämorrhagische Kolitis	++	–	–	–	–	+(+)	–	++	(+)	(+)	–
Antibiotika-assoziierte Diarrhoe ohne Kolitis	+	–	–	–	–	–	–	–	–	–	++
M. Whipple	+(+)	+	?	(+)	–	+(+)	–	–	–	++	+
Virusenteritiden, z.B. Rotavirus*	+	–	–	–	–	–	–	–	–	–	++
CMV-Kolitis	+(+)	–	–	–	–	++	(+)	++	+	–	–
HSV-Kolitis	+	–	–	–	–	++	(+)	(+)	+	–	–
Gardia lamblia Enteritis	(+)	–	–	–	–	–	–	–	–	+(+)	++
Amöbiasis	+(+)	+	?	–	(+)	++	–	++	++	(+)	–

* mit Ausnahme der Zytomegalie Virus (CMV)- und Herpes simplex Virus (HSV)-Kolitis (die extra aufgeführt sind); ** backwash ileitis; *** altersabhängig; **** Endoskopie ist nach Abklingen der Symptomatik zum Ausschluss eines Tumors indiziert

?: eingeschränkte Indikation wegen geringer Verfügbarkeit und/oder relativ geringer Erfahrung

da nicht so opportun

als Leiomyome intramural

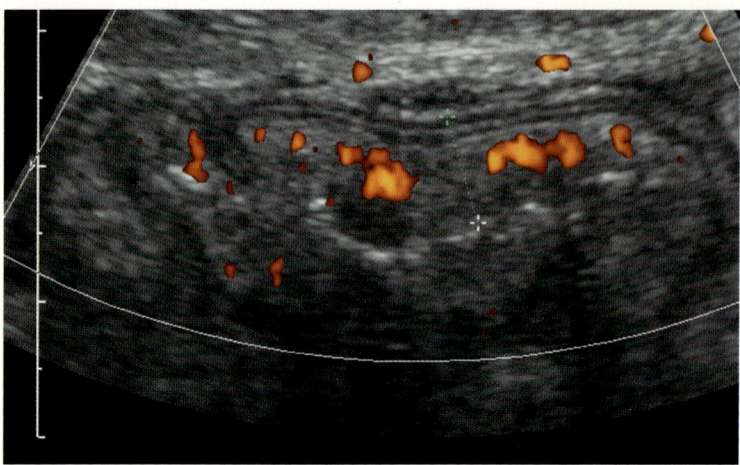

Abb. 10.1. Bakterielle Kolitis mit symmetrisch verdickter Kolonwand und erhaltener Wandschichtung; charakteristischerweise lassen sich perikolisch im Mesenterium Lymphknoten abgrenzen. Das sonographische Bild ist unspezifisch und zeigt farbduplexsonographisch eine Mehrvaskularisation

Salmonellose

Die bildgebenden Befunde der Salmonellenenteritis können erheblich variieren und sind in der Regel nicht pathognomonisch. Alle Darmbereiche können befallen sein. In einzelnen Fällen erscheint trotz sonographisch nachweisbarer Darmwandverdickung der tieferen Schichten (Submukosa, Muskularis, manchmal insgesamt bis zu 15 mm!) das endoskopische Bild der Mukosa völlig blande, bei einzelnen Salmonellenspezies mit durch M-Zellen vermittelten Mechanismen ohne Schädigung der Mukosa. Mesenteriale Lymphknotenvergrößerungen finden sich insbesondere im rechten Unterbauch entlang der Lymphbahnen der A. mesenterica superior. Obwohl in manchen Fällen erst die Endoskopie zur Diagnose führt, wird nur ein Bruchteil der Patienten mit Salmonellenenteritis endoskopiert und biopsiert.

Yersiniose

Die Yersinienenterokolitis ist durch ausgeprägte mesenteriale Lymphknotenvergrößerungen insbesondere im rechten Unterbauch im Zusammenhang mit den pflastersteinartigen entzündlichen Schwellungen im Bereich des terminalen Ileums, die an Burgzinnen erinnern („Burgzinnenaspekt") charakterisiert. Lymphknotenvergrößerungen, meistens allerdings gering ausgeprägt, finden sich aber auch bei den meisten bakteriellen Infektionen der Ileozökalregion und insbesondere auch bei jungen Patienten mit chronisch-entzündlicher Darmerkrankung (z. B. M. Crohn). Bei protrahiertem Krankheitsverlauf werden doch relativ häufig eine totale Koloskopie und Ileoskopie durchgeführt, die dann ein Crohn-ähnliches Bild zeigen können.

Pseudomenbranöse Kolitis

Die durch Clostridium difficile bedingte pseudomembranöse Kolitis zeigt einen sehr variablen Krankheitsverlauf. Da für die Diagnostik in der Regel eine Stuhluntersuchung und Anorektosigmoidoskopie ausreichend sind, kommt der Sonographie zur Ausbreitungsdiagnostik eine besondere Bedeutung zu. Weitere bildgebende Verfahren sind in der Regel nicht notwendig. Initial imponiert eine mukosal betonte symmetrische Wandverdickung im linksseitigen Kolon, die dem Erscheinungsbild der Colitis ulcerosa, Amöbiasis oder anderweitigen bakteriellen Kolitiden entspricht. In Abhängigkeit von der Schwere des Krankheitsbilds treten pseudotumoröse Darmwandveränderungen auf, die manchmal an eine umschriebene Infiltration, z. B. durch ein Lymphom, denken lassen (Abb. 2). Freie perikolische Flüssigkeit, transmurale Entzündungsreaktion mit Reaktion des Mesenteriums sowie intramurale Luftechos sprechen für einen schweren Krankheitsverlauf, der im Rahmen toxischer Veränderungen/Sepsis/Perforation nicht selten letal endet. Differentialdiagnostisch von der pseudomembranösen Kolitis abzugrenzen ist die sonographisch eindrucksvolle penizillininduzierte segmentär-hämorrhagische Kolitis, deren klinischer Verlauf an eine Hypersensitivitätsreaktion erinnert. Wenige Tage nach Beginn einer oralen Medikation mit Penizillinderivaten kommt es zu einer im rechtsseitigen Kolon bzw. gesamten Colon transversum gelegenen Kolitis, wobei das Ileum nicht in den entzündlichen Prozess mit einbezogen ist. Im Vordergrund steht die hämorrhagische Diarrhöe mit ausgeprägten Bauchschmerzen. Sonographisch charakteristisch ist eine ausgeprägte, relativ umschriebene Wandverdickung mit Aufhebung der Wandschichtung durch Ödem und Einblutung. Farbduplexsonographisch sieht man auffällig wenige Blutgefäße. Nach Absetzen der Antibiotika ist

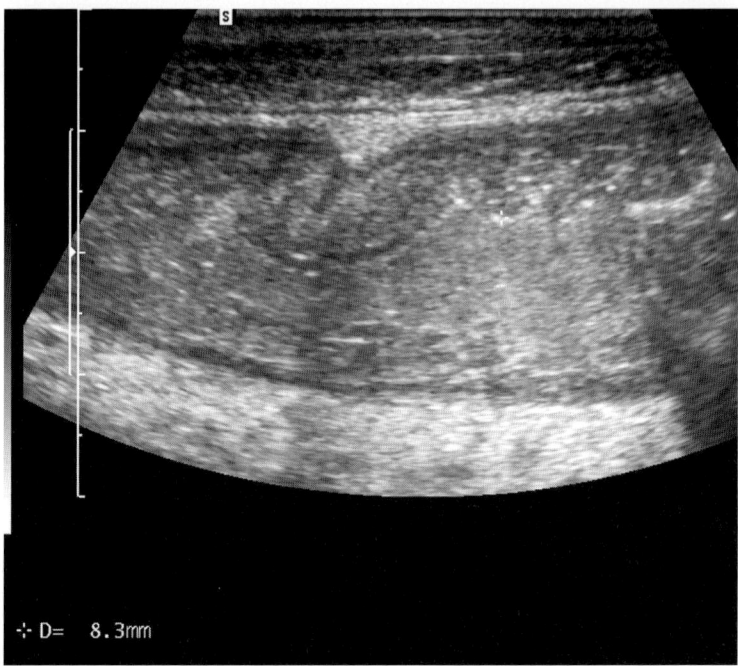

Abb. 10.2. Pseudomembranöse Kolitis mit ausgeprägter verdickter Darmwand und flüssigkeitsgefülltem Lumen im B-Bild

der Entzündungsprozess innerhalb weniger Tage spontan voll reversibel. Die größte Anzahl der antibiotikaassoziierten Diarrhöen geht allerdings lediglich mit unspezifischen Änderungen der Motilität ohne sonographisch fassbare Darmwandverdickungen einher.

Neutropene Kolitis

Die neutropene Enterokolitis wird als Komplikation einer ausgeprägten Neutropenie bzw. Agranulozytose relativ häufig beobachtet (5–20%); schwere Krankheitsverläufe können letal enden. Das klinische Bild ist durch eine progrediente Bauchschmerzsymptomatik, Fieber und tastbare Resistenz bzw. umschriebenen Druckschmerz im rechten Unterbauch charakterisiert. Sonographisch finden sich typischerweise eine umschriebene, schwächer endogene ödematös-hämorrhagisch bedingte asymme-

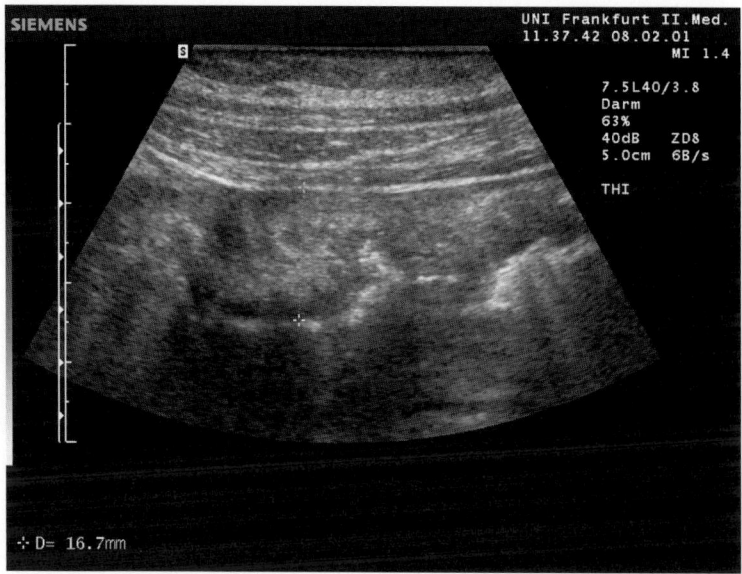

Abb. 10.3. Neutropene Kolitis mit ausgeprägter, umschrieben verdickter Darmwand zökal. Die Darmwandschichtung ist nur noch teilweise erhalten (SM: Submukosa); farbduplexsonographisch findet sich eine Mehrdurchblutung

trische Darmwandverdickung mit transmuraler Entzündungsreaktion unter Miteinbezug des umgebenden Mesenteriums und eine (Sub-)Ileus-symptomatik mit prästenotisch flüssigkeitsgefüllten, aufgestauten Dünn-darmschlingen. In der Regel ist lediglich die Ileozökalregion betroffen (Abb. 3). Computertomographisch und magnetresonanztomographisch können korrespondierende Befunde erhoben werden. Der Kolonkontrast-mitteleinlauf und die selektive Dünndarmpassage nach Sellink sind (rela-tiv) kontraindiziert.

Darmtuberkulose

Die Darmtuberkulose wurde im letzten Jahrzehnt deutlich häufiger be-obachtet als früher. Bei Patienten mit den Symptomen einer (chronisch) entzündlichen Darmerkrankung (Differentialdiagnose M. Crohn!), mit angeborenen oder erworbenen Immundeffizienzsyndromen (z. B. AIDS) bzw. bei Patienten nach ferntouristischem Aufenthalt sowie bei Asylanten sollte gezielt diese Diagnose nachgewiesen bzw. ausgeschlossen werden. Die Ileozökalregion ist bei der Darmtuberkulose zumindest in 90% mitbetroffen, wobei charakteristischerweise beide Seiten der Bauhin-Klappe entzündlich verändert sind, sodass diese inkompetent schließt (differentialdiagnostisches Kriterium gegenüber dem M. Crohn). Sonographisch imponiert die schwächer echogene, asymmetrisch verdickte Darmwand des terminalen Ileums und Zökalpols mit ausgeprägter mesenterialer Lymphadenopathie. Korrespondierende Befunde zeigen CT und MRT. Das transmural entzündliche Krankheitsbild erinnert somit an einen M. Crohn, da häufig auch bei der Darmtuberkulose das Mesenterium durch Entzündungsstraßen („Mesenteriitis") mitbetroffen ist. Neben der (mesenterialen) Fistelbildung (Bedeutung der selektiven Dünndarmpassage nach Sellink) kommt es zu kurzstreckigen Stenosen sowie Abszessen, die häufig wenig symptomatisch sind. Ähnlich wie beim M. Crohn sind diese Darmwandveränderungen asymmetrisch, disproportioniert und diskontinuierlich („skip lesions") (Abb. 4). Differentialdiagnostisch ist neben dem M. Crohn an neoplastische Infiltrationen des Zökalpols, syphilitische Gummen des Zökums und an andere opportunistische Infektionen zu denken (z. B. CMV-Infektionen im Rahmen der Immunsuppression,

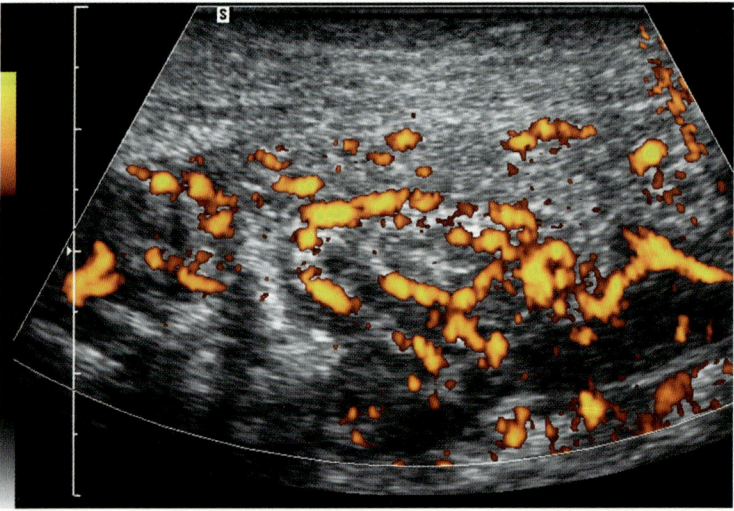

Abb. 10.4. Sonographische Darstellung einer Ileozökaltuberkulose mit Wandverdickung und farbduplexsonographisch nachweisbarer Mehrdurchblutung

atypische Mykobakteriose). Im Vordergrund steht die endoskopische Untersuchung des Kolons und des terminalen Ileums mit Probeentnahmen. CT und MRT werden mit spezifischer Fragestellung ergänzend eingesetzt (z. B. Abszess).

Morbus Whipple

Die bildgebenden Charakteristika des M. Whipple sind unspezifisch. Neben einer variabel ausgeprägten mesenterialen Lymphadenopathie und Aszites imponiert eine Verdickung des oberen Dünndarms (jedoch können auch weiter distal gelegene Darmbereiche befallen sein).

Bakterielle Überbesiedlung

Die bildgebenden Befunde der bakteriellen Überbesiedlung sind unspezifisch; ein flüssigkeitsgefüllter lebhafter Dünndarm ist charakteristisch. Auf zugrunde liegende Ursachen (z. B. Divertikelbildung) ist zu achten. Die endoskopische Verifizierung mit Entnahme von Dünndarmsekret zur Bestimmung der Keimdichte ($>10^5$/ml) wird in Einzelfällen und meistens unter wissenschaftlichen Fragestellungen durchgeführt.

Virale Kolitiden

Die bildgebenden Befunde der viralen Kolitiden sind mit wenigen Ausnahmen unspezifisch. Eine Besonderheit stellt die CMV-Kolitis dar.

CMV-Kolitis

Die CMV-Infektion ist im Frühstadium einem M. Crohn sehr ähnlich und zeigt sonographisch eine schwächer echogene transmurale Darmwandverdickung mit mesenterialer Umgebungsreaktion. Der rechtsseitige Dickdarm ist meistens zumindest mitbetroffen. Pathogenetisch von Interesse ist, dass sowohl der M. Crohn als auch die CMV-Kolitis durch eine (okklusive) Vaskulitis charakterisiert sein können, was den ähnlichen morphologischen Aspekt erklären könnte. Farbduplexsonograhisch zeigt sich eine Mehrvaskularisation.

Von besonderer Bedeutung ist, dass CMV-Läsionen der Darmwand nicht selten im Zusammenhang mit einem Kaposi-Sarkom gefunden werden, sodass der histologisch-virologischen Abklärung mittels endoskopischer Maßnahmen (Biopsie!) eine besondere Bedeutung zukommt. Die Herpes-simplex-Kolitis ist wesentlich seltener, kann aber ähnliche Charakteristika zeigen. Andere bildgebende Methoden haben einen gering(er)en Stellenwert.

Parasitäre Kolitiden

Amöbenkolitis

Auch wenn der bildgebende Befund der Amöbenkolitis per se nicht von Kolitiden anderer Genese differenziert werden kann, sind die Anamnese, der Antikörperstatus und begleitende bildgebende Befunde wegweisend. Leberabszesse (Diagnose durch US, CT und evtl. MRT) können allerdings nicht nur bei der Amöbiasis auftreten, sondern finden sich auch bei anderen (bakteriellen) Darmerkrankungen.

Lambliasis

Die bildgebenden Veränderungen bei der Lambliasis des Dünndarms sind uncharakteristisch. Neben einem flüssigkeitsgefülltem Jejunum und lebhafter Motorik lassen sich nicht selten kleine mesenteriale Lymphknoten (<17 mm) nachweisen, die möglicherweise durch eine gestörte Permeabilität des Darms zu erklären sind. Darmwandverdickungen treten in der Regel nicht auf.

Opportunistische Infektionen bei AIDS-Patienten

Mittels bildgebender Verfahren können wichtige differentialdiagnostische Befunde bei Patienten mit gastrointestinalen Symptomen und zugrunde liegender Immundeffizienz (z. B. HIV-Infektion im Stadium AIDS) beobachtet werden. Für bakterielle, virale und parasitäre Erkrankungen gelten ähnliche Befundkonstellationen, wie oben beschrieben (z. B. Salmonellose, Tuberkulose, CMV-Infektion). Auf wurmbedingte Erkrankungen wird nicht weiter eingegangen.

Atypische Mykobakteriose

Die atypische Mykobakteriose kann den Befund der Darmtuberkulose imitieren; umschriebene Darmwandverdickungen sind jedoch seltener. Charakteristisch ist eine ausgeprägte Lymphadenopathie, die differentialdiagnostisch an ein Lymphom denken lässt.

Kaposi-Sarkom

Das intestinale Kaposi-Sarkom lässt sich sonographisch meistens als schwächer echogen umschriebene Verbreiterung der Mukosa mit deutlicher Abgrenzung zur Submukosa darstellen. Im Vordergrund steht die endoskopische Verifizierung.

Mikrosporidieninfektion und Kryptosporidiose

Die bildgebenden Aspekte der Mikrosporidieninfektion und der Kryptosporidiose ähneln sich. Im Rahmen der (massiven) Hypersekretion im Sinne einer sekretorischen Diarrhöe findet sich eine Aufweitung der Dünndarmschlingen mit lebhafter Motilität, wenig freier Flüssigkeit ohne Wandverdickung. Wenn es zu einer Wandverdickung kommt, ist diese meistens ödematös im Rahmen einer Hypalbuminämie bzw. durch zusätzlich bestehende Infektionen zu erklären.

HIV-assoziierte Enteropathie

Das sonographische Bild der HIV-assoziierten Enteropathie ähnelt dem Bild der einheimischen Sprue, das durch eine vermehrte Distanzierung und Höhenminderung der Kerckring-Falten m Jejunum bei relativer Zunahme im distalen Ileum charakterisiert ist. Neben einer leichten Dilatation der betroffenen Jejunalschlingen mit ungleichmäßigen, nur noch angedeutet und aufgelockert wirkenden Kerckring-Falten zeigt sich eine allerdings nur noch im Nüchternzustand diagnostisch verwertbare auffällige Flüssigkeitsvermehrung mit lebhafter Peristaltik. Luminale Luft und Chymus werden dabei als relativ grobe, echoreiche Reflexe wie Wäschestücke in einer Waschtrommel mit unterschiedlich großer Geschwindigkeit hin und her gewirbelt („Waschmaschinenphänomen"), wobei sonographisch kaum ein scharfes Bild vom Darminhalt zu erhalten ist. Dieses „Waschmaschinenphänomen" ist Ausdruck der sekretorischen Diarrhöe und Zottenatrophie. Nicht selten finden sich vermehrt darstellbare und auch vergrößerte mesenteriale Lymphknoten.

Zusammenfassung

Der Einsatz bildgebender Verfahren bei der Differentialdiagnostik von infektiösen vs. chronisch-entzündlicher Darmerkrankungen sollte gezielt und stufenweise erfolgen. Die transabdominelle Darmsonographie ist ein eigenständiges Untersuchungsverfahren, das aufgrund der Beurteilbarkeit der transmuralen Entzündungsaktivität ein zu der Endoskopie und Kontrastmitteluntersuchung des Darms komplemetäres Verfahren darstellt. In der Hand des klinisch erfahrenen Untersuchers ist sie von erheblicher Bedeutung, da sie gut verfügbar und unmittelbar im Rahmen der ergänzenden körperlichen Untersuchung anwendbar ist. Unter der synoptischen Einbeziehung der symptomenbezogenen Anamnese, des körperlichen Untersuchungsbefunds und der zur Verfügung stehenden blutchemischen und stuhlhygienischen Laboruntersuchungen sind durch den sonographischen Aspekt des Darms und seiner Umgebung wesentliche diagnostische Informationen (insbesondere Ausbreitungsdiagnostik) zu gewinnen. Durch die Verbesserung der sonographischen Techniken kommt es im Rahmen der Verlaufsbeurteilung verschiedener entzündlicher Darmerkrankungen zu einem Rückgang invasiver endoskopischer und radiologischer Untersuchungsmethoden.

Literatur

Bolondi L, Ferrentino M, Trevisani F, Bernardi M, Gasbarrini G (1985) Sonographic appearance of pseudomembranous colitis. J Ultrsound Med 4:489–492
Dietrich CF, Brunner V, Lembcke B (1998) Intestinale Sonographie bei seltenen Dünn- und Dickdarmerkrankungen. Z Gastroenterol 36:955–970

Dietrich CF, Brunner V, Seifert H, Schreiber-Dietrich D, Caspary WF, Lembcke B (1999) Intestinale B-Bild-Sonographie bei Patienten mit einheimischer Sprue. Ultraschall Med 20:242–247

Dietrich CF, Caspary WF (2001) Ultrasonography of the small and large intestine (part I and II). In: Rose BD (ed) UpToDate. Wellesly

Dietrich CF, Lembcke B, Seifert H, Caspary WF, Wehrmann T (2000) Ultrasound diagnosis of penicillin-induced segmental hemorrhagic colitis. Dtsch Med Wochenschr 125:755–760

Gebert A, Göke M, Rothkötter HF, Dietrich CF (2000) Mechanismen der Antigenaufnahme im Dünn- und Dickdarm. Die Rolle der M-Zellen für die Initiierung von Immunantworten. Z Gastroenterol 38:855–872

Hollerbach S, Geissler A, Schiegl H, Kullmann F, Lock G, Schmidt J, Schlegel J, Schoelmerich J, Andus T (1998) The accuracy of abdominal ultrasound in the assessment of bowel disorders. Scand J Gatroenterol 33:1201–1208

Ludolph T, Schmidt-Wilcke HA (2000) Ultrasound diagnosis of pseudomembranous colitis. Dtsch Med Wochenschr 125:750–754

Mathis G, Metzler J (1992) Sonography in salmonella enterocolitis. Ultraschall Med 13:106–109

Matsumoto , Iida M, Sakai T, Kimura Y, Fujishima M (1991) Yersinia terminal ileitis: sonographic findings in eight patients. AJR 156:965–967

Matsushita M, Suzaki T, Hajiro K (1994) Intussusception associated with Salmonella typhimurium enterocolitis. Am J Gastroenterol 89:1246–1248

Puylaert JB, Lalisang RI, van der Werf SD, Doornbos L (1988) Campylobacter ileocolitis mimicking acute appendicitis: differentiation with graded-compression US. Radiology 166:737–740

Puylaert JB, Rutgers PH, Lalisang RI, de Vries BC, van der Werf SD, Dorr JP, Blok RA (1987) A prospective study of ultrasonography in the diagnosis of appendicitis. N Engl J Med 317:666–669

Puylaert JB, Vermeijden RJ, van der Werf SD, Doornbos L, Koumans RK (1989) Incidence and sonographic diagnosis of bacterial iliocaecitis masquerading as appendicitis. Lancet 2:84–86

Puylaert JB (1986) Mesenteric adenitis and acute terminal ileitis: US evaluation using graded compression. Radiology 161:691–695

Schreiber-Dietrich D, Klein SA, Martin H, Seifert H, Hoelzer D, Dietrich CF (2000) Diagnosis of graft versus host disease by color Doppler imaging; a prognostic view. Gastroenterology 118(Suppl 2):A377

Schwerk WB, Schwarz S, Rothmund M (1992) Sonography in acute colonic diverticulitis. A prospective study. Dis Colon Rec 35:1077–1084

Ueda D, Sato T, Yoshida M (1999) Ultrasonographic assessment of Salmonella enterocolitis in children. Pediatr Radiol 29:469–471

Zamora S, Coppes MJ, Scott RB, Mueller DL (1996) Clostridium difficile, pseudomembranous enterocolitis: striking CT and sonographic features in a pediatric patient. Eur J Radiol 23:104–106

TEIL IV

Intestinale Infektionen

KAPITEL 11

Differentialdiagnosen der chronisch-entzündlichen Darmerkrankungen

Salmonellen, Campylobacter, Yersinien

J. EMMRICH

Bei der Diagnostik der chronisch-entzündlichen Darmerkrankungen bzw. bei einem akuten Schub von Morbus Crohn und Colitis ulcerosa müssen Darminfektionen ausgeschlossen werden (Farmer 1990). In einer prospektiven Studie wurde gezeigt, dass in 38% der Fälle mit Verdacht auf chronisch-entzündliche Darmerkrankungen eine infektiöse Genese zugrunde lag (Tedesco et al. 1983). Bayerdörffer et al. (1986) berichteten ebenso wie Zeitz et al. (1991) über bakterielle Superinfektionen bei chronisch-entzündlichen Darmerkrankungen. Zahlreiche Publikationen beschreiben Kasuistiken mit klinischen und endoskopischen Befunden, die auf M. Crohn oder Colitis ulcerosa hinweisen, jedoch schließlich auf Bakterien zurückzuführen waren (Taylor-Robinson et al. 1989; Cariani u. Vandelli 1993; Dagash et al. 1997; Kummer u. Meyenberger 1998). Hinsichtlich der Diagnostik bleibt die an verschiedenen Tagen gewonnene Stuhlprobe die Basisuntersuchung der mikrobiologischen Diagnostik, die gegebenenfalls gezielt durch Serologie, Histologie und auch Molekularbiologie ergänzt werden kann (Stallmach et al. 1995). Mit einer sehr empfindlichen Diagnostik sind allerdings auch bei sicheren chronisch entzündlichen Darmerkrankungen Bakterien oder deren Bestandteile ohne entsprechende klinische Symptome nachweisbar, sodass dann offensichtlich keine Relevanz vorliegt (Kallinowski et al. 1998).

Zu den Erregern, die ein klinisch und endoskopisch ähnliches Bild wie die chronisch-entzündlichen Darmerkrankungen induzieren können, gehören Salmonellen, Yersinien und Campylobacteriaceae. Salmonellen und Yersinien zählen gemeinsam mit Escherichia-coli-Keimen, Klebsiellen und Shigellen zu den Enterobateriaceae, wobei es sich ebenso wie bei den Campylobacteriaceae um gramnegative Keime handelt, die sich bei der Kohlenhydratverwertung und der Oxidasereaktion unterscheiden.

Salmonellen

Bei den Salmonellen werden typhöse Samonellen (Salmonella typhi, Paratyphi A, B, C) von Enteritis-Salmonellen (S. enterica mit den Supgruppen S. typhimurium, S. enteritidis sowie S. Bongori) unterschieden. Die typhösen Salmonellen penetrieren in die Mukosa und erreichen Makrophagen bzw. Retikulumzellen in den Peyer-Plaques und den Lymphknoten. Nach der intrazellulären Vermehrung der Keime kommt es zur Generalisation und zur Organschädigung (Abb. 11.1). Erst sekundär ist dann der Darm betroffen (Hahn u. Bockemühl 2001).

Salmonella typhi kommen nur beim Menschen vor. Es handelt sich um zyklische Allgemeininfektionen, wobei der Weg der Diagnostik ganz wesentlich vom Stadium abhängt. Wegen der zunächst eintretenden Bakteriämie erfolgt die Erregeranzucht primär aus Blutkulturen. Wenn es dann zur Organmanifestation kommt, können Urin, Stuhl und Material von befallenen Organen herangezogen werden. Stuhluntersuchungen sind somit erst am Ende der zweiten Woche sinnvoll. Ein Antikörpernachweis im Serum (Widal-Reaktion) ist ab der zweiten Woche möglich. Die Therapie

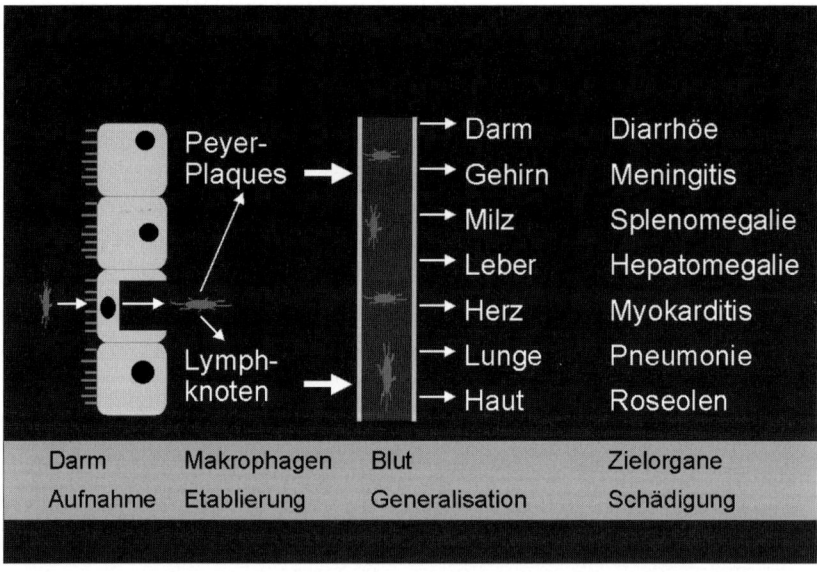

Abb. 11.1. Pathogenese des Typhus abdominalis (nach Hahn u. Bockemühl 2001)

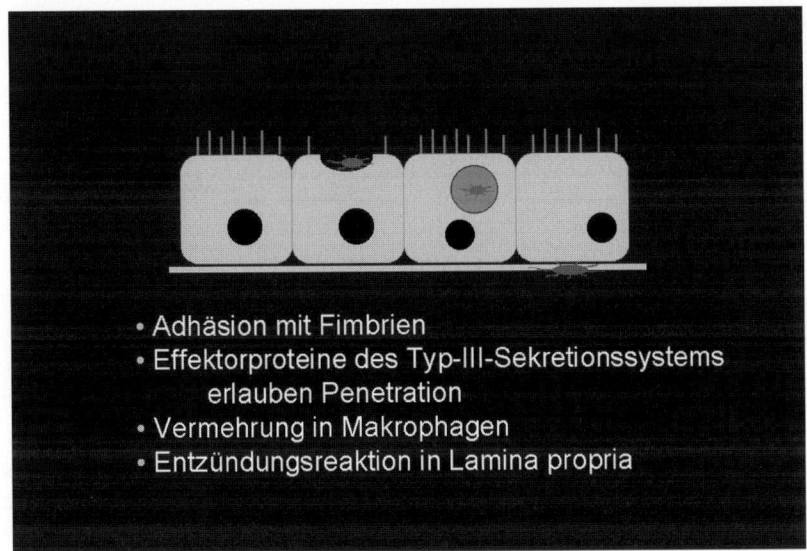

Abb. 11.2. Pathogense der Enteritis-Salmonellen (nach Hahn u. Bockemühl 2001)

des Typhus abdominalis wird mit Ciprofloxacin (2-mal 0,5 g/d), Levoflo-xacin (0,5 g/d) oder Ceftriaxon (2,0 g/d) durchgeführt (Shah et al. 1999). Salmonellen-Enteritiden sind Zoonosen, wobei der Mensch nur einen Zufallswirt darstellt. Zu den tierischen Wirten zählen Wild-, Haus- und Nutztiere, von denen über Roheiprodukte oder Fleisch die Keime über-tragen werden (Blaser 1996). Die Mukosaschädigung erfolgt bei den Enteritis-Salmonellen primär (Abb. 11.2). Nach einer Inkubationszeit von 5–72 Stunden kommt es zu Durchfall, Erbrechen und Fieber mit einer Krankheitsdauer von etwa 4–10 Tagen. Nur in 5% der Fälle tritt eine Bak-teriämie auf. In der Regel klingt das Krankheitsbild rasch ab und es ist kei-ne Therapie erforderlich. Der Erregernachweis erfolgt aus dem Stuhl, se-rologische Untersuchungen sind nicht sinnvoll. Endoskopisch imponieren eine aufgequollene Mukosa und fleckige Erosionen. In der Regel kommt es nicht zu einer Blutung. Nur bei schwerem Verlauf ist eine Therapie er-forderlich, die dann mit Ciprofloxacin (2-mal 0,5 g/d) Levofloxacin (0,5 g/d) Cotrimoxazol (2-mal 0,96 g/d) oder Ampicillin (3-mal 0,1 g/d) durchgeführt wird (Shah et al. 1999).

Yersinien

Bei Yersinien handelt es sich um gramnegative Stäbchen mit temperatur-
abhängiger Begeißelung. Es werden humanpathogene Stämme (Y. pseudotuberculosis, Y. enterocolitica, Y. pestis) von nichthumanpathogenen
(Y. intermedia, Y. frederiksenii, Y. kristensenii) unterschieden. Von den
humanpathogenen Yersinien sind hinsichtlich der Differentialdiagnostik
bei chronisch-entzündlichen Darmerkrankungen vor allem Y. pseudotuberculosis und Y. enterocolitica interessant (Cover u. Aber 1989). Yersinien
kommen im Darm von Säugetieren vor. 1% aller akuten Durchfallerkrankungen in Mitteleuropa sind durch Yersinia enterocolitica bedingt. Die
Übertragung erfolgt durch fäkal kontaminierte Nahrungsmittel. Yersinien
verfügen über Virulenzplasmide, die für entsprechende Produkte kodie-
ren, sowie über verschiedene Invasine. Die Erreger penetrieren in die
Darmschleimhaut und vermehren sich submukös bzw. im lymphatischen
Gewebe. Klinisch beginnt die Yersiniose nach 4–7 Tagen Inkubationszeit
und dauert ca. 1–2 Wochen. Es fallen Durchfall, Fieber und auch Bauchschmerzen auf. Eine akute termiale Ileitis, Lymphadenitis und Pseudoappendizitis (van Noyen et al. 1991) sind möglich. Bei 261 Patienten mit
Infektionen durch Yersinia enterocolitica konnten Stolk-Engelaar u.
Hoogkamp-Korstanje (1996) bei meist unkomplizierter Enteritis in 13%
einen appendizitisartigen Verlauf zeigen. Dabei dominierte bei den Kindern die Enteritis, bei jungen Erwachsenen die Pseudoappendizitis. In 207
Fällen erfolgte die Diagnose durch Stuhlkultur, in 54 Fällen durch serologische Verfahren. Als Folgeerkrankungen können Arthralgien, reaktive
Arthritiden, eine Myokarditis und Erythema nodosum auftreten. Von 458
Patienten mit Infektionen durch Y. enterocolitica hatten 53 Patienten in
der Folgezeit Arthritiden (Saebo u. Lassen 1994). Der Erregernachweis erfolgt durch Anzucht aus dem Stuhl, wobei eine Kälteanreicherung bei 4°C
über 7 Tage sinnvoll ist. Bei Y. enterocolitica dominieren die Serogruppen
O3, O9, bei Y. pseudotuberkulosis die Serogruppen I, II, III. Bei frischen
Yersinieninfektionen sind IgM- und vor allem IgA-Antikörper nachweisbar. Der Nachweis kann im Western-Blot bzw. im ELISA erfolgen. Eine
Therapie ist nur bei schwerem Verlauf erforderlich. Dafür stehen Cipro-
floxazin (2-mal 0,5 g/d), Levofloxazin (0,5 g/d), Doxycyclin (2,0 g/d) und
Cotrimoxazol (2-mal 0,96/d) zur Verfügung (Shah et al. 1999).

Campylobacter

Campylobacteriaceae sind die weltweit häufigste Ursache bakterieller Enteritiden, wobei Campylobacter jejuni dominiert (Fasano 2001). Weniger häufig sind Enteritiden durch C. coli, C. fetus, C. upsaliensis und C. lari. Es handelt sich bei der Campylobacterinfektion um eine Zoonose, die in der Regel von Haustieren, z. B. Geflügel, übertragen wird. Auch eine fäkal-orale Übertragung von Mensch zu Mensch ist möglich. Schon 500 der gramnegativen spiralig gekrümmten Stäbchen mit polaren Geißeln können für eine Infektion ausreichend sein. Camphylobacterinfektionen gehen mit Durchfall und blutigem Stuhl sowie abdominellen Schmerzen einher. Einer Prodromalphase von 1–2 Tagen folgt die akute Enteritis über 1–7 Tage (Hahn u. Bockemühl 2001). In etwa 10–20% der Fälle kommt es zu einem protrahierten Verlauf, in 5–10% der Fälle zu einem Rückfall. Als Folgeerkrankungen sind Arthritiden und das Guillain-Barré-Syndrom möglich. Der Erregernachweis erfolgt im Stuhl. Eine Serologie war bisher nicht sinnvoll. Inzwischen steht ein ELISA zum Nachweis von Campylobacter-spezifischen Antigenen in Stuhlproben zur Verfügung.

Die Therapie erfolgt mit Ciprofloxacin (2-mal 0,5 g/d), Levofloxacin (0,5 g/d) oder Erythromycin (0,5–1,0 g/d; Shah et al. 1999). Zu beachten ist, dass bereits in 1–10% der Fälle eine Resistenz gegenüber Erythromycin vorliegt. Auch die Zahl Quinolon-resistenter Stämme hat durch den Einsatz von Fluoroquinolonen in Geflügelfarmen in den USA seit 1995 deutlich zugenommen.

Zusammenfassung

Zahlreiche bakterielle Infektionen können das klinische und endoskopische Bild von M. Crohn oder Colitis ulcerosa imitieren. So induzieren z.B. Yersinien einen klinischen Befund mit Schmerzen im rechten Unterbauch, der sowohl einer Appendizitis als auch einem M. Crohn des terminalen Ileums ähnlich sein kann. Gleiches gilt für den blutigen Durchfall bei einer Campylobacterinfektion. Die Kenntnis der möglichen Erreger und ihrer Nachweismethoden erlaubt den gezielten Ausschluss der bakteriellen Genese des vorliegenden Krankheitsbildes. Dieser Ausschluss ist auch bei dem akuten Schub einer bekannten chronisch entzündlichen Darmerkrankung erforderlich, um zielgerichtet behandeln zu können.

Literatur

Bayerdorffer E, Hochter W, Schwarzkopf-Steinhauser G et al. (1986) Bioptic microbiology in the differential diagnosis of enterocolitis. Endoscopy 18:177–181

Blaser MJ (1996) How safe is our food? Lessons from an Outbreak of Salmonellosis. New Engl J Med 16:1324–1325

Cariani G, Vandelli A (1993) Salmonellosis-induced hemorrhage and ulcerations of the colon. Endoscopy 25:488

Cover TL, Aber RC (1989) Medical progress: Yersinia enterocolitica. New Engl J Med 6:16–24

Dagash M, Hayek T, Gallimidi Z et al. (1997) Transient radiological and colonoscopic features of inflammatory bowel disease in a patient with severe Salmonella gastroenteritis. Am J Gast 92:349–51

Farmer RG (1990) Infectious causes of diarrhea in the differential diagnosis of inflammatory bowel disease. Med Clin North Am 74:29–38

Fasano A (2001) Bacterial infections: small intestine and colon. Curr Opin Gastroenterol 17:4–9

Hahn H, Bockemühl J (2001) Enterobakterien. In: Hahn H, Falke D, Kaufmann SHE, Ullmann U (Hrsg) Medizinische Mikrobiologie und Infektologie, Springer, Berlin Heidelberg New York Tokyo, S 251–287

Kallinowski F, Wassmer A, Hofmann MA et al. (1998) Prevalence of enteropathogenic bacteria in surgically treated chronic inflammatory bowel disease. Hepato-Gastroenterology 45:1552–1558

Kummer AF, Meyenberger C (1998) Toxisches Megakolon als Komplikation einer Campylobacter-jejuni-Enterokolitis. Schw Med Wochenschr 128:1553–1558

Saebo A, Lassen J (1994) Yersinia enterocolitica: an inducer of chronic inflammation. Int J Tiss Reac 16:51–57

Shah PM, Caspary WF, Stein J (1999) Infektiöse Diarrhoe. In: WF Caspary, Stein J (Hrsg) Darmkrankheiten, Springer, Berlin Heidelberg New York Tokyo, S 305–320

Stallmach A, Schneider T, Zeitz M (1995) Diagnostik gastrointestinaler Infektionen. Internist 36:151–157

Stolk-Engelaar VM, Hoogkamp-Korstanje JA (1996) Clinical presentation and diagnosis of gastrointestinal infections by Yersinia enterocolitica in 261 Dutch patients Scand J Infect Dis 28:571–575

Taylor-Robinson S, Miles R, Whitehead A, Dickinson RJ (1989) Salmonella infection and ulcerative colitis. Lancet 1:1145

Tedesco FJ, Hardin RD, Harper RN, Edwards BH (1983) Infectious colitis endoscopically simulating inflammatory bowel disease: a prospective evalution. Gastrointest Endosc 29:195–7

Van Noyen R, Selderslaghs R, Bekaert J et al. (1991) Causative role of Yersinia and other enteric pathogens in the appendicular syndrome. Eur J Clin Microbiol Infect Dis 10:735–741

Zeitz M, Kaufmann L, Stallmach et al. (1991) Häufigkeit von bakteriellen und viralen Infektionen bei Patienten mit akutem Schub einer chronisch entzündlichen Darmerkrankung. Klein Wochenschr 69 (Suppl 23): A40

KAPITEL 12

Tuberkulose, atypische Mykobakterien

H. C. Rath

Die Ähnlichkeit der Klinik zwischen Morbus Johne, einer granulomatösen Enteritis bei Wiederkäuern, verursacht durch Mycobacterium paratuberculosis, abdomineller Tuberkulose und Morbus Crohn zum einen und Hinweise auf eine erhöhte Durchseuchung der Crohn-Patienten mit Mycobacterium paratuberculosis hat eine tuberkulöse Ätiologie der chronisch-entzündlichen Darmerkrankungen seit Anfang des letzten Jahrhunderts in der Diskussion gehalten. In diesem Artikel sollen wesentliche Argumente pro und contra zusammengefasst werden.

Abdominelle Tuberkulose

Die abdominelle Tuberkulose wurde bereits im 4. Jahrhundert v. Chr. von Hippokrates beschrieben, dennoch gelang die Identifizierung des Erregers durch Koch erst 1882. Sie wird verursacht durch eine Reihe von Mykobakterien, schlanken Stäbchen, die sich nicht nach Gram färben lassen. Sie sind langsam wachsend, mit einer Generationszeit von 12–18 h. Charakteristisch ist die Säureresistenz der Fuchsinfärbung.

Während die abdominelle Tuberkulose früher meistens durch mit M. bovis kontaminierter Milch übertragen wurde, geschieht dies heute vorwiegend durch M. tuberculosis. Etwa $^1/_4$ der Weltbevölkerung ist von der Tuberkulose betroffen. Während dies in manchen Entwicklungsländern fast 90% der Bevölkerung sind, liegt die Inzidenz der abdominellen Tuberkulose in Mitteleuropa bei 0,5/100.000. Im Rahmen der zunehmenden Globalisierung ist jedoch auch in Zentraleuropa eine Zunahme, vor allem unter Immigranten zu registrieren.

Die abdominelle Tuberkulose manifestiert sich als mesenteriale Lymphadenopathie, tuberkulöse Peritonitis, ileozökale und anorektale Enteroko-

litis. Die klinischen Zeichen der mesenterialen Lymphadenopathie sind
zunächst typische B-Symptomatik, späte Zunahme des Bauchumfangs,
bedingt durch Lymphknotenpakete und Aszites, Lymphödeme in den Bei-
nen sowie Anämie und Ödeme, bedingt durch Hypalbuminämie. Es
kommt zur massiven Verkäsung der Lymphknoten mit der Gefahr der
Ruptur und konsekutiven tuberkulösen Peritonitis. Der Darmbefall wird
in einen ileozäkalen und einen rektalen Befall unterschieden und äußert
sich klinisch ähnlich wie ein M. Crohn. Führend sind abdominelle
Schmerzen, subfebrile Temperaturen, allgemeine Abgeschlagenheit und
Durchfälle. Gefürchtete Komplikationen sind Strikturen, anorektale Ulzerationen, perianale Fisteln und Abszesse. Das endoskopische Bild der abdominellen Tuberkulose kann nicht von dem des M. Crohn unterschieden
werden. Wichtig ist, bei Immigranten aus Regionen mit höherer Inzidenz
eine abdominelle Tuberkulose in Erwägung zu ziehen (Tabelle 12.1).

Tabelle 12.1. Klinische Merkmale und diagnostische Kriterien für M. Crohn und abdominelle Tuberkulose

Merkmal	Morbus Crohn	Abdominelle Tuberkulose
Klinik		
Abdominelle Schmerzen	+	+
Durchfall	+	+
Fieber	+	+
Strikturen	+	+
Abszesse	+	+
Fisteln	+	+
Rektale Ulzerationen	+	+
Abdominelle Masse	+	+
Befall		
Ileozökalregion	+	+
Rektum	+	+
Diagnose		
Granulome	Nicht verkäsend	Verkäsend
Erreger	—	Säurefeste Stäbchen
Kultur	—	M. tuberculosis oder bovis

Die Diagnose bei Darmbefall wird durch Nachweis von verkäsenden Granulomen oder säurefesten Stäbchen bzw. Kultur von Mykobakterien aus den Biopsien gesichert. Die Therapie ist langwierig und nebenwirkungsreich und unterscheidet sich prinzipiell nicht von der Therapie der pulmonalen Tuberkulose (zur weiterführenden Information s. Farthing u. Butcher 1988).

Mycobacterium paratuberculosis

Ein naher Verwandter des M. avium, einem atypischen Mykobakterium, das in Vögeln oder Menschen tuberkuloseähnliche Symptome hervorrufen kann, ist das in Wiederkäuern zu einer pseudotuberkulösen Enteritis (Morbus Johne) führende M. paratuberculosis (Tabelle 12.2).

Bakteriologische Kulturen

Die erstmalige Isolation von M. paratuberculosis 1982 von Patienten mit M. Crohn (Chiodini et al. 1984) entfesselte eine Flut von Studien. Zunächst wurden mittels verschiedener Protokolle Mykobakterien von Patienten mit M. Crohn isoliert. Dies gelang mit sehr unterschiedlichem Erfolg. Hauptprobleme dieser Methode waren die sehr niedrige Konzentration

Tabelle 12.2. Beurteilung einzelner diagnostischer Ansätze einer möglichen Rolle von M. paratuberculosis in der Ätiologie von chronisch-entzündlichen Darmerkrankungen

Morbus Crohn und Mycobacterium paratuberculosis	
Untersuchung	**Beurteilung**
Isolation aus Biopsien	Sehr unterschiedliche Ergebnisse, hohe Kontaminationsgefahr
Identifizierung mittels IS900 PCR	Sehr hohe Variation und widersprüchliche Ergebnisse in verschiedenen Gruppen
Humorale und zelluläre Immunantwort	Teilweise nicht reproduzierbar, bei hoher Kreuzreaktivität schwer beurteilbar
Antimykobakterielle Therapie	Widersprüchliche Ergebnisse, bei breiter antibakterieller Wirkung kaum beurteilbar

des Erregers im Patienten, die extrem langen Inkubationszeiten (teilweise über mehrere Monate) und die hohe Kontaminationsgefahr (viele dieser Arbeiten wurden in veterinärmedizinischer Umgebung durchgeführt; Van Kruiningen 1999). Erschwerend kamen des Weiteren die unterschiedlichen Erscheinungsformen hinzu. So sind „cell-wall-deficient" Varianten des Erregers bekannt (Burnham et al. 1978). Andere beschreiben sphäroblastoide Formen (Chiodini et al. 1986). Es ist von Interesse, dass es nie gelang, mit homogenisierten vergrößerten Lymphknoten oder entzündlichem Darmgewebe von Patienten mit M. Crohn in einer Reihe von Tierarten eine Art der chronisch-entzündlichen Darmerkrankungen zu transferieren (Van Kruiningen 1999).

PCR-Technik

Unter Anwendung der hochspezifischen IS900 PCR (IS900 ist ein Segment des bakteriellen Genoms, das hochspezifisch für M. paratuberculosis ist) konnten in langsam wachsenden sphäroblast ähnlichen Organismen M.-paratuberculosis-Mutanten identifiziert werden (Graham et al. 1987). Während manche Gruppen mittels IS900 PCR eine Durchseuchungsrate der Crohn-Patienten mit M. paratuberculosis von 13–100% beschrieben (Sanderson et al. 1992; Moss et al. 1992; Suenaga et al. 1995; Fidler et al. 1994), gelang es einer Reihe von Forschern nicht, mit der gleichen Methode diese Ergebnisse zu reproduzieren (Rowbotham et al. 1995; Frank u. Cook 1996; Kanazawa et al. 1999). Diese unterschiedlichen Ergebnisse sind zum einen auf die Schwierigkeiten der vorangegangenen Kultur sowie unterschiedliche PCR-Techniken und Primer zurückzuführen, zum anderen muss aber auch die PCR-Technik kritisch gesehen werden. Zwar ist sie hochsensitiv und spezifisch, aber auch extrem anfällig für Kontaminationen.

Immunologische Untersuchungen

1984 konnten im ELISA Antikörper gegen M. paratuberculosis in 23% der Patienten mit M. Crohn nachgewiesen werden, gegenüber 0% in Kontrollen (Thayer et al. 1984). Andere Gruppen konnten diese Ergebnisse später nicht mehr reproduzieren (McFadden u. Houdayer 1988; Stainsby et al. 1993). Methodische Schwächen (Kreuzreaktivität mit einer Reihe von Umgebungsantigenen etc.) erschweren hier eine Beurteilung. Auch der Einsatz von Antikörpern gegen speziesspezifische Antigene (Kreuzpaintner et al. 1995) konnte die Frage nach der Kausalität zumindest nicht befriedigend beantworten, obwohl hier deutliche Unterschiede in der Durchseuchungsrate mit M. paratuberculosis bei Patienten mit M. Crohn und Kontrollen gezeigt wurden. Andere konnten diese Ergebnisse mit anderen speziesspezifischen Antikörpern nicht reproduzieren (Walmsley et al. 1996). Die Frage nach zellulärer Immunantwort gegen atypische Mykobakterien bei Patienten mit chronisch-entzündlichen Darmerkrankungen wurde bisher nur zögerlich angegangen und hat in den wenigen Studien keine überzeugende Antworten gebracht.

Interessante Ergebnisse zeigte eine große Studie aus Dänemark und den USA, die letztes Jahr veröffentlicht wurde (Collins et al. 2000) und die das ganze Dilemma der Diagnostik widerspiegelt: Mittels PCR wurde gezeigt, dass die Durchseuchungsrate bei Patienten mit M. Crohn mit M. paratuberculosis deutlich höher war als bei Kontrollen. Diese Ergebnisse fielen jedoch zwischen den Ländern signifikant unterschiedlich aus. Ursächlich diskutiert wurde der unterschiedliche Impfstatus. Bei keinem der Patienten mit so nachgewiesenem Befall von M. paratuberculosis konnte dieser Keim in der Kultur angezüchtet werden. Während ELISA-Untersuchungen in den USA Unterschiede zwischen Patienten und Kontrollen zeigten, konnte dies mit den gleichen Techniken in Dänemark nicht nachgewiesen werden. Bei keinem Patienten mit nachgewiesenen Antikörpern gegen M. paratuberculosis konnte der Keim mit Hilfe der PCR-Technik identifiziert werden.

Antimykobakterielle Therapie

Auch der antimykobakterielle, therapeutische Ansatz brachte letztendlich keine Klarheit. Die meisten Studien hierzu sind klein und unkontrolliert (Hampson et al. 1989), vereinzelt existieren auch nur Fallberichte (Schultz et al. 1987). Die wenigen großen kontrollierten Studien zeigen entweder keine Wirkung (Shaffer et al. 1984) oder weisen eine hohe Dropout-Rate auf. Kritisch zu bemerken ist das sehr weite antimikrobielle Spektrum der verwendeten antimykobakteriellen Antibiotika und die geringe Wirksamkeit gegen atypische Mykobakterien, sodass die Zuweisung eines eventuellen Therapieerfolges schwer fällt. Auch Therapieansätze mit Clarythromycin, dem Mittel der Wahl gegen atypische Mykobakterien, erbrachte kontroverse Ergebnisse (Graham et al. 1995; Goodgame et al. 1999), wobei auch hier ein möglicher Benefit auf die breite antibakterielle Wirkung zurückzuführen ist.

Zusammenfassung

Sowenig es der Forschung bisher gelang, den Nachweis einer tuberkulösen Ätiologie bei Patienten mit M. Crohn zu erbringen, sowenig kann man dies anhand der Daten, zumindest für eine Subgruppe der Patienten, ausschließen. Gerade die revolutionäre Entdeckung des Helicobacter pylori als Ursache der gastroduodenalen Ulkuskrankheit lässt eine Fortführung der Forschung nach einem Pathogen als Ursache für die chronisch-entzündlichen Darmerkrankungen dringend anraten.

Literatur

Burnham WR, Lennard-Jones JE, Stanford JL, Bird RG (1978) Mycobacteria as a possible cause of inflammatory bowel disease. Lancet 2:693–696

Chiodini RJ, Van Kruiningen HJ, Thayer WR, Coutu JA (1986) Spheroplastic phase of mycobacteria isolated from patients with Crohn's disease. J Clin Microbiol 24: 357–363

Chiodini RJ, Van Kruiningen HJ, Thayer WR, Merkal RS, Coutu JA (1984) Possible role of mycobacteria in inflammatory bowel disease. I. An unclassified Mycobacterium species isolated from patients with Crohn's disease. Dig Dis Sci 29:1073–1079

Collins MT, Lisby G, Moser C et al. (2000) Results of multiple diagnostic tests for Mycobacterium avium subsp. paratuberculosis in patients with inflammatory bowel disease and in controls. J Clin Microbiol 8:4373–4381

Farthing MJG, Butcher PD (1988) Mycobacterium tuberculosis and paratuberculosis. In: Farthing MJG, Keusch GT (eds) Enteric infections. Raven Press, New York, pp 351–364

Fidler HM, Thurrell W, Johnson NM, Rook GA, McFadden JJ (1994) Specific detection of Mycobacterium paratuberculosis DNA associated with granulomatous tissue in Crohn's disease. Gut 35:506–510

Frank TS, Cook SM (1996) Analysis of paraffin sections of Crohn's disease for Mycobacterium paratuberculosis using polymerase chain reaction. Mod Pathol 9:32–35

Goodgame RW, Kimball K, Akram S, Graham DY, Ou CN (1999) Randomized controlled trial of clarithromycin and ethambutol in the treatment of Crohn's disease. Gastroenterology 116(4):A725

Graham DY, Al-Assi MT, Robinson M (1995) Prolonged remission in Crohn's disease following therapy for Mycobacterium paratuberculosis infection. Gastroenterology 108(4):A826

Graham DY, Markesich DC, Yoshimura HH (1987) Mycobacteria and inflammatory bowel disease. Results of culture. Gastroenterology 92:436–442

Hampson SJ, Parker MC, Saverymuttu SH, Joseph AE, McFadden JJ, Hermon-Taylor J (1989) Quadruple antimycobacterial chemotherapy in Crohn's disease: results at 9 months of a pilot study in 20 patients. Aliment Pharmacol Ther 3:343–352

Kanazawa K, Haga Y, Funakoshi O, Nakajima H, Munakata A, Yoshida Y (1999) Absence of Mycobacterium paratuberculosis DNA in intestinal tissues from Crohn's disease by nested polymerase chain reaction. J Gastroenterol 34:200–206

Kreuzpaintner G, Das PK, Stronkhorst A, Slow AW, Strohmeyer G (1995) Effect of intestinal resection on serum antibodies to the mycobacterial 45/48 kilodalton doublet antigen in Crohn's disease. Gut 37:361–366

McFadden JJ, Houdayer C (1988) No evidence for antibodies to mycobacterial A60 antigen in Crohn's disease sera by enzyme-linked immunoabsorbent assay (ELISA). J Med Microbiol 25:295–298

Moss MT, Sanderson JD, Tizard ML, Hermon-Taylor J, el Zaatari FA, Markesich DC, Graham DY (1992) Polymerase chain reaction detection of Mycobacterium paratuberculosis and Mycobacterium avium subsp silvaticum in long term cultures from Crohn's disease and control tissues. Gut 33:1209–1213

Rowbotham DS, Mapstone NP, Trejdosiewicz LK, Howdle PD, Quirke P (1995) Mycobacterium paratuberculosis DNA not detected in Crohn's disease tissue by fluorescent polymerase chain reaction. Gut 37:660–667

Sanderson JD, Moss MT, Tizard ML, Hermon-Taylor J (1992) Mycobacterium paratuberculosis DNA in Crohn's disease tissue. Gut 33:890–896

Schultz MG, Rieder HL, Hersh T, Riepe S (1987) Remission of Crohn's disease with antimycobacterial chemotherapy. Lancet 2:1391–1392

Shaffer JL, Hughes S, Linaker BD, Baker RD, Turnberg LA (1984) Controlled trial of rifampicin and ethambutol in Crohn's disease. Gut 25:203–205

Stainsby KJ, Lowes JR, Allan RN, Ibbotson JP (1993) Antibodies to Mycobacterium paratuberculosis and nine species of environmental mycobacteria in Crohn's disease and control subjects. Gut 34:371–374

Suenaga K, Yokoyama Y, Okazaki K, Yamamoto Y (1995) Mycobacteria in the intestine of Japanese patients with inflammatory bowel disease. Am J Gastroenterol 90:76–80

Thayer WR, Jr., Coutu JA, Chiodini RJ, Van Kruiningen HJ, Merkal RS (1984) Possible role of mycobacteria in inflammatory bowel disease. II. Mycobacterial antibodies in Crohn's disease. Dig Dis Sci 29:1080–1085

Van Kruiningen HJ (1999) Lack of support for a common etiology in Johne's disease of animals and Crohn's disease in humans. Inflamm Bowel Dis 5:183–191

Walmsley RS, Ibbotson JP, Chahal H, Allan RN (1996) Antibodies against Mycobacterium paratuberculosis in Crohn's disease. Q J Med 89:217–221

KAPITEL 13

Infektionen mit darmpathogenen Escherichia coli

A. Friedrich

E. coli ist ein wesentlicher Bestandteil der physiologischen Darmflora des Menschen. Die üblicherweise im Darm vorkommenden Kolibakterien sind apathogen und für den Menschen eher nützlich (Sonnenborn u. Greinwald 1990). Allerdings kennen wir bei dieser Bakterienspezies auch ein breites Spektrum von pathogenen Wirkungstypen: uropathogene E. coli, sepsisassoziierte E. coli und verschiedene darmpathogene E. coli.

In pathogenetischer Hinsicht werden heute fünf Gruppen darmpathogener Kolibakterien unterschieden:
1. enteropathogene E. coli (EPEC),
2. enterotoxinbildende E. coli (ETEC),
3. enteroinvasive E. coli (EIEC),
4. enteroaggregative E. coli (EAEC) und
5. enterohämorrhagische E. coli (EHEC; Tabelle 13.1).

Diese Pathogruppen verursachen unterschiedliche Krankheitsbilder und haben eine unterschiedliche Epidemiologie. Lediglich die EHEC sind nach heutiger Kenntnis als Zoonoseerreger einzustufen. Da in Deutschland vor allem EAEC, EPEC und EHEC als Erreger von Durchfällen häufig vorkommen, sollen diese im Folgenden näher beschrieben werden. ETEC und EIEC hingegen sind vor allem in Ländern der warmen Klimazonen endemisch.

Enteroaggregative Escherichia coli (EAEC)

Diese Gruppe der darmpathogenen E. coli wurde 1987 anhand des charakteristischen Phänotyps im HEp-2-Zellen-Adhärenztest identifiziert (Nataro u. Kaper 1998). In der Anfangszeit machte man EAEC nur für chronische, später auch für akute Durchfallerkrankungen im Kleinkindesalter, verantwortlich. Inzwischen ist die Pathogenität der EAEC auch

Tabelle 13.1. Wirkgruppen darmpathogener E. coli

E.-coli-Untergruppe	Klinisches Bild	Jahr der Entdeckung
EIEC	Wässerige, ruhrähnliche Durchfälle	1971
ETEC	Reisediarrhoe, Säuglingsenteritis in Entwicklungsländern	1971
EPEC	Säuglingsenteritis in den Industrienationen selten	1923
DAEC	Wässerige Durchfälle	1987
EHEC	Wässerig-blutige Durchfälle, hämorrhagische Kolitis, HUS	Entdeckt 1982
EAEC	Persistierende Durchfälle bei Kindern in Entwicklungsländern, Durchfälle und Gedeihstörungen bei Kleinkindern in Deutschland, Durchfälle bei Immunabwehrgeschwächten	1987

für Erwachsene bekannt. Hierbei stammen 25% der Stämme von Patienten, die in Länder des Südens gereist waren. Die Erreger beschränken sich aber keineswegs nur auf diese Klimazonen. Studien aus den Industrienationen belegen die weltweite Verbreitung der EAEC (Nataro u. Kaper 1998). Die Häufigkeit von EAEC als bakterieller Verursacher von Durchfall wird in Deutschland mit 2% angegeben. Die Inzidenz liegt bei Kindern unter 16 Jahren, die ins Krankenhaus aufgenommen werden, bei 7,7/100.000, für die Gruppe der unter Fünfjährigen ergibt sich eine Inzidenz von 20,5/100.000 stationärer Aufnahmen. Es handelte sich in dieser Studie häufiger um akute Erkrankungen als um chronische Durchfallepisoden (Huppertz et al. 1997). Die Ausprägung der Diarrhoe wird unterschiedlich beschrieben. Es kommt zu wässrigem Durchfall mit Schleimbeimengungen, häufig begleitet von abdominalen Krämpfen. Begleitsymptome wie Fieber, Erbrechen oder auch selten Blut im Stuhl sowie schwere allgemeine Krankheitszeichen wie ein hämolytisch-urämisches Syndrom sind beobachtet worden (Morabito et al. 1998). Leider sind auch Immunsupprimierte wie HIV-Patienten ein Ziel für EAEC. Hier zeigte eine Schweizer Studie, dass EAEC der häufigste bakterielle Erreger von Diarrhoe bei HIV-Patienten ist (Durrer et al. 2000). Hier traten bei 86% der Patienten wässrige Diarrhoen auf, 57% hatten Fieber (<39°C). Hervorzuheben ist, dass bei keinem der 111 HIV-Patienten Blutbeimengungen im Stuhl nachweisbar waren. Ferner werden EAEC mit kindlichen Wachstums-verzögerungen in Verbindung gebracht. Die permanente Besiedlung der Darmschleimhaut scheint auch ohne Durchfallerkrankung mit vermindertem Längenwachstum sowie geringerem Gewicht der Patienten korreliert zu sein. Sollten sich diese Daten erhärten, ergäbe sich angesichts der vielen Nachweise dieser Keime bei asymptomatischen Patienten ein ganz neuer Stellenwert der EAEC (Nataro u. Kaper 1998; Steiner et al. 1998).

Die gegenwärtige Vorstellung der Pathogenese lässt sich in einem drei-stufigen Modell darstellen. Zunächst heften sich die EAEC mit Hilfe ihrer speziellen Adhärenzfimbrien an die Mukosazellen. Dann initiieren die Keime eine Schleimproduktion, sodass die Epithelzellen schließlich von einer dicken mukösen Auflagerung bedeckt sind. Die EAEC betten sich in die Schleimauflagerung, sodass sie schlecht ausgeschieden werden können und auf diese Weise die persistierende Kolonisierung erleichtert ist. Außerdem mag die Auflagerung auf der Mukosa zu einer schlechten Nährstoffdiffusion im Sinne einer Malabsorption beitragen. Im dritten Schritt kommt es zu Sezernierung von Zytotoxinen und dadurch zum endgültigen Zellschaden der intestinalen Mukosa. Man kann sich leicht vorstellen, dass ohnehin unterernährte Patienten nicht in der Lage sind, den Zellschaden zu regenerieren, was wiederum zur chronisch persistie-renden Diarrhoe führt (Nataro u. Kaper 1998).

Zusätzlich kommt es zur Produktion eines hitzestabilen Enterotoxins und eines hitzelabilen Toxins. Letztgenanntes ist wahrscheinlich verant-wortlich für die Bildung von Poren in der Zellmembran der Zielzelle, wo-durch Kalziumionen ungehindert in die Zielzelle einströmen können. Die anhaltende Einwirkung des Toxins von EAEC zieht schließlich den Tod der Zielzelle wegen des Verlustes der Membranstabilität nach sich.

EAEC können inzwischen nicht nur über den langwierigen HEp-2-Zel-len-Adhärenztest nachgewiesen werden, sondern auch mittels zweier Gensonden zur DNA-DNA-Hybridisierung. Außerdem wurde eine Poly-merasekettenreaktion entwickelt, die ein Screening innerhalb weniger Stunden ermöglicht (Schmidt et al. 1995).

Die Notwendigkeit der Therapie einer diagnostizierten EAEC-Infek-tion wird noch kontrovers diskutiert. Die größte Empfindlichkeit der Stämme fand sich gegenüber neueren Fluoochinolonen und oft ausrei-chende Empfindlichkeit gegenüber Carbapenemen und dem Aminogly-kosid Gentamicin. Alle EAEC sind resistent gegen Sulfamethoxazol, meist auch gegen Ampicillin, Tetracyclin, Streptomycin und Kanamycin. Multi-resistente Keime wurden nicht selten isoliert (Yamamoto et al. 1992).

Enteropathogene Escherichia coli (EPEC)

EPEC verursachen vor allem bei Säuglingen wässrige oder breiige Durchfälle mit nichtblutigen Schleimbeimengungen, die bis hin zu einer Toxiko-
se führen können. Ausbrüche auf Säuglingsstationen waren früher ge-
fürchtet, sind aber heute aufgrund der verbesserten Hygiene sehr selten
geworden. Sporadische Erkrankungen kommen in Deutschland noch vor,
sind aber wesentlich seltener als in den Entwicklungsländern. Dort verursachen EPEC bis zu 30% der Durchfallerkrankungen im Säuglingsalter
und sind leider immer noch eine häufige Todesursache. Die Übertragung
erfolgt hauptsächlich durch Schmierinfektionen von Mensch zu Mensch.

EPEC rufen spezifische Veränderungen an epithelialen Zellen des
Dünndarms hervor, die mit dem Begriff „attaching-and-effacing" (ae) bezeichnet werden (Kaper 1996).

Die Pathogenitätsmechanismen wurden erst kürzlich aufgeklärt (Donnenberg et al. 1997). Nach einem vierstufigen Pathogenesemodell heften
sich die Bakterien zuerst mit Hilfe von sogenannten „bundle forming
pili" (Bfp) an die Oberfläche der Dünndarmepithelzellen. Dieser ersten
Kontaktaufnahme folgt eine Signaltransduktion, die Veränderungen im
Enterozyten induziert. Dabei werden verschiedene Signalübertragungs-
wege aktiviert und die Phosphorylierung mehrerer Wirtszellproteine induziert. Schließlich wird das Zytoskelett der Wirtszelle umstrukturiert
und die apikalen Mikrovilli verstreichen (Effacing). Der Genort, der für
die Ausprägung der ae-Läsion notwendig ist, liegt auf einer Pathogenitäts-
insel im Chromosom der EPEC und wird „locus of enterocyte effacement"
(LEE) genannt (Sperandio et al. 1998). Im dritten Schritt kommt es zu
einer noch viel engeren Bindung zwischen der Wirtszelle und den EPEC,
vermittelt durch Intimin, einem Protein der äußeren Membran. Intimin
wird vom eae-Gen kodiert, das auch im LEE liegt. Der Rezeptor für Intimin, das so genannte TIR-Protein wird von den EPEC produziert und in
die Wirtszellmembran integriert. Stufe vier im Pathogenitätsmodell zeigt
über die Anheftung der EPEC an die Epithelzellen hinaus gleichzeitig
auch eine Vernetzung der einzelnen Bakterien untereinander, wahrscheinlich mit dem Sinn, möglichst viele EPEC an einem Ort zu konzen-
trieren. Man nennt dieses Verhalten lokalisierte Adhärenz (LA). Die LA ist
das typische Merkmal der EPEC und findet sich in keiner anderen Untergruppe der E. coli. Bei der mikrobiologischen Diagnostik gibt die Sero-
gruppe erste Hinweise auf die Zugehörigkeit eines E. coli zu den EPEC. Es
gibt nämlich eine Definition traditioneller EPEC-O-Serogruppen. Dazu

gehören v. a. O26, 55, 86 und 111. Der HEp-2-Zellen-Adhärenztest identifiziert EPEC anhand der typischen lokalisierten Adhärenz, diese Testmethode nimmt aber einige Tage in Anspruch und ist zudem aufwendig. Praktikabler sind modernere Methoden, wie die Hybridisierung mittels einer Gensonde und die noch viel schnellere PCR zum Nachweis der Gene für anerkannte Virulenzfaktoren von EPEC (eae, Bfp; Nataro u. Kaper 1998; Kaper 1996; Donnenberg et al. 1997; Donnenberg u. Kaper 1992; Franke et al. 1994). Bei Anwendung der molekularen Nachweisverfahren hat sich gezeigt, dass EPEC auch außerhalb der traditionellen O-Gruppen vorkommen. Die molekularen Methoden sind z. Zt. nur in wenigen Speziallaboratorien verfügbar. Daher bleibt dem klinischen Routinelabor derzeit nur die Untersuchung auf „säuglingspathogene E.-coli-Serogruppen" mittels Agglutinationsreaktion. Wir empfehlen die gezielte Untersuchung auf EPEC bei schweren Durchfallerkrankungen unbekannter Genese im Säuglingsalter und bei Ausbrüchen. Bei der Therapie der EPEC-assoziierten Durchfallerkrankung steht die Rehydratation der Patienten an erster Stelle. Multiple Resistenzen machen die antibiotische Therapie schwierig und erfordern die Erstellung eines Antibiogramms.

Eine Untergruppe der EPEC sind die diffus adhärierenden E. coli (DAEC). Diese zeigen allerdings nicht das für die klassischen EPEC charakteristische Bild der lokalisierten Adhärenz an Epithelzellen. Die DAEC-Bakterien hefteten sich vielmehr überall auf der Epithelzelloberfläche an, ohne Präferenz für bestimmte Regionen. So entstand zusätzlich der Begriff „E. coli mit diffuser Adhärenz". Das klinische Bild zeigt eine wässerige Diarrhoe ohne blutige Beimischungen und ohne fäkale Leukozyten.

Enterohämorrhagische E. coli (EHEC)

Seit der ersten Beschreibung von EHEC-assoziierten Ausbrüchen hämorrhagischer Kolitiden in den USA 1982 haben sich diese Bakterien vor allem in den Industrienationen zu einem wichtigen Problem der öffentlichen Gesundheitsvorsorge entwickelt. Der E.-coli-Serotyp O157:H7 war als häufigster Serotyp an solchen Ausbrüchen von EHEC-Erkrankungen beteiligt. Allerdings werden heute auch EHEC anderer Serotypen, sogenannte non-O157-EHEC, in steigendem Maße bei Infektionen des Menschen beobachtet, besonders die Serotypen O26:H11, O111:H2 und O103:H2. und O145:H−. Die meisten Darmerkrankungen durch EHEC

bei Kindern unterscheiden sich in ihrem Verlauf nicht von anderen bakteriellen oder viralen Ursachen. Hierbei reicht die klinische Symptomatik
von leichter Diarrhoe bis hin zu lebensgefährlichen extraintestinalen
Krankheitsbildern. Der zunächst wässrige Durchfall kann bei 15–20% der
Erkrankten in eine profuse hämorrhagische Diarrhoe übergehen. In mehreren Studien wurde eine Assoziation zwischen einer EHEC-Infektion
und Colitis ulcerosa beschrieben (v. Wulffen et al. 1989). Hier war der
Nachweis von EHEC während Episoden von hämorrhagischer Kolitis bei
Patienten mit Colitis ulcerosa geführt. Entsprechende Kontrollpatienten
waren negativ. Aufgrund der geringen Fallzahlen bleibt jedoch unklar, ob
die EHEC eine ätiologische Rolle oder lediglich Kolonisatoren des vorge-
schädigten Darmepithels sind.

Blutige Durchfälle sind ein Hinweis für eine besonders schwere Infektion. Das klassische hämolytisch-urämische Syndrom (HUS) ist die häufigste Ursache des akuten Nierenversagens im Kindesalter und ist durch
einen biphasischen Verlauf gekennzeichnet (Huppertz et al. 1996). Auf die
enterale Symptomatik folgen nach kurzem Intervall die charakteristischen hämatologischen und nephrologischen Veränderungen (Karpmann
et al. 1998; Kaplan 1998; Hughes et al. 1998; Taguchi et al. 1998; van de Kar
et al. 1992). Häufige extrarenale Komplikationen sind zerebrale Krampf-
anfälle, Koma und Hirnödem. Auch die Invagination mit mechanischem
Ileus oder ein toxischer Myokardschaden sind beschrieben. Gerade diese
Komplikationen können in bis zu 10% der Fälle zum Tode im akuten Stadium führen.

Als Hauptpathogenitätsfaktor von EHEC gilt die Bildung von Shiga-Toxinen, die früher auch als „Verotoxine" oder „Shiga-like Toxine" bezeichnet wurden. Es handelt sich hierbei um potente Inhibitoren der eukaryo-
tischen Proteinbiosynthese, die als rRNA-N-Glykosidasen wirken. Bei den
Shiga-Toxinen lassen sich zwei Familien serologisch unterscheiden, die
als Stx1 und Stx2 bezeichnet werden. Innerhalb der Stx2-Familie gibt es
darüber hinaus einige Toxinvarianten. Hierbei wird eine Assoziation zwischen bestimmten Shiga-Toxin-Subtypen und der Schwere des Krankheitsbildes vermutet. So lassen sich bei blutigen Diarrhöen, Enterokolitiden und dem HUS vor allem Stx2 und Stx1 nachweisen. Der Nachweis von
Stx2-Subtypen ist meist mit wässrigen Durchfällen oder keiner Symptomatik assoziiert. Erst vor kurzem konnte gezeigt werden, dass die Shiga-
Toxine nach Schädigung des Darmepithels zu den Gefäßen translozieren,
um dort an Leukozyten zu binden, mit denen sie zum Nierenepithel trans-
portiert werden (Maroeska et al. 2000). Ein Hinweis darauf ist auch, dass

neben dem Stx2 und dem Intimin die initial erhöhte Leukozytenzahl als Risikofaktor für die Entwicklung eines HUS gilt (Wong et al. 2000). Ebenso konnte gezeigt werden, dass eine frühzeitige antibiotische Therapie bei Kindern mit EHEC O157:H7 das Risiko zur Entwicklung eines HUS signifikant erhöht (Womg et al. 2000). Verantwortlich hierfür scheint die Induktion von lysogenen Bakteriophagen, die in ihrem Genom die Gene für Shiga-Toxine tragen und es somit zu einer Steigerung der Toxinproduktion kommt. Dieser Effekt ist für Antibiotika wie Cotrimoxazol, Fluorochinolonen und Cephalosporinen der dritten Generation nachgewiesen worden (Karch et al. 1986; Matushiro et al. 1999; Kimmit et al. 1999). Als weitere Pathogenitätsfaktoren sind u. a. das EHEC-Hämolysin und eine den humanen Gerinnungsfaktor V spaltende Serinprotease bekannt. Die Serinprotease und das EHEC-Hämolysin sind typisch für EHEC-Stämme und konnten bisher in keinem der anderen E.-coli-Pathovare nachgewiesen werden. EHEC bilden ebenso wie EPEC (s. oben) „Attaching-and-effacing"-Läsionen an Enterozyten. Auch hier liegt, wie bei den EPEC, die gesamte genetische Information auf einer der Pathogenitätsinseln (LEE; Wieler et al. 1997).

Die Geschichte der Infektionskrankheiten hat gezeigt, dass wir es mit einem Wandel von Infektionen zu tun haben. So spielen heute Infektionen durch die klassischen Seuchenerreger in Deutschland nur noch eine untergeordnete Rolle. Ein wohlorganisiertes Gesundheitswesen und allgemeine Hygienevorschriften haben dazu beigetragen, dass die Bevölkerung nicht mehr von der Ruhr oder Cholera heimgesucht wird. Die Ruhr- und Cholerabakterien haben aber eine Erbschaft hinterlassen, nämlich die genetische Information für das Shiga- bzw. Choleratoxin (Sikma et al. 1993). Diese Toxine finden wir heute bei Escherichia-coli-Stämmen, die aus Stuhlproben von Patienten mit akuten und chronischen Durchfallerkrankungen isoliert werden. Neben den EHEC- und EAEC-Bakterien sind in den letzten 15 Jahren mehr als 30 neue Krankheitserreger beschrieben worden. Die für die Dynamik der Pathogenität von Bakterien verantwortlichen molekularen Mechanismen wurden in den letzten Jahren intensiv erforscht und dabei konnte gezeigt werden, dass humanpathogene Bakterien durch Aufnahme von einem oder mehreren genetischen Elementen entstehen können. Dieser moduläre Aufbau der mikrobiellen Pathogenität kann auch erklären, wie eine Bakterienart wie E. coli je nach Ausstattung mit Plasmiden, Phagen und Pathogenitätsinseln verschiedene Krankheitsbilder verursachen kann. Zusätzliche Initiativen sind dringend erforderlich, um abzuklären, welche Auswirkungen die drastischen Veränderungen unserer Umwelt- und Lebensbedingungen für die Entstehung neuer Krankheitserreger haben.

Zusammenfassung

In pathogenetischer Hinsicht werden heute fünf Gruppen darmpathogener Kolibakterien unterschieden: 1. enteroinvasive E. coli (EIEC), 2. enterotoxinbildende E. coli (ETEC), 3. enteropathogene E. coli (EPEC), 4. enterohämorrhagische E. coli (EHEC) und 5. enteroaggregative E. coli (EAEC).

Diese Pathogruppen verursachen verschiedene Krankheitsbilder und haben eine unterschiedliche Epidemiologie sowie Virulenzausrüstung. Lediglich die EHEC sind nach heutiger Kenntnis als Zoonoseerreger einzustufen. In Deutschland kommen EAEC, EPEC und EHEC als Erreger von Durchfällen relativ häufig vor. ETEC und EIEC hingegen sind vor allem in Ländern der warmen Klimazonen endemisch. Die darmpathogenen Kolibakterien unterscheiden sich von den verwandten apathogenen E. coli durch die Präsenz von Pathogenitätsgenen. Plasmide und Bakteriophagen dienen als mobile Träger von virulenzassoziierten Genen. Auch so genannte Pathogenitätsinseln sind an der Ausbreitung von Pathogenitätsgenen beteiligt (Perna et al. 1998). Die Inseln tragen zur Genomflexibilität und Virulenz dieser Erreger bei.

Literatur

Donnenberg MS, Kaper JB (1992) Enteropathogenic Escherichia coli. Infect Immun 60:3953–3961

Donnenberg MS, Kaper JB, Finlay BB (1997) Interactions between enteropathogenic Escherichia coli and host epithelial cells. Trends Microbiol 5:109–114

Donnenberg MS, Kaper JB, Finlay BB (1997) Interactions between enteropathogenic Escherichia coli and host epithelial cells. Trends Microbiol 5:109–114

Durrer P, Zbinden R, Fleisch F, Altwegg M, Ledergerber B, Karch H, Weber R (2000) Intestinal infection due to enteroaggregative Escherichia coli among human immunodeficiency virus-infected persons. J Inf Disease192:1540

Franke J, Franke S, Schmidt H, Schwarzkopf A, Wieler LH, Baljer G, Karch H (1994) Nucleotide sequence analysis of enteropathogenic Escherichia coli (EPEC) adherence factor probe and development of PCR for rapid detection of EPEC harboring virulence plasmids. J Clin Microbiol 32:2460–2463

Hughes AK, Stricklett PK, Kohan DE (1998) Cytotoxic effect of Shiga toxin 1 on human proximal tubule cells. Kidney Int 54:426–437

Huppertz H-I, Busch D, Schmidt H, Aleksic S, Karch H (1996) Diarrhea in young children associated with Escherichia coli non-O157 producing Shiga-like toxin. J Pediatr 128:341–346

Huppertz HI. Rutkowski S, Aleksic S, Karch H (1997) Acute and chronic diarrhoea and abdominal colic associated with enteroaggregative Escherichia coli in young children living in western Europe. Lancet 349(9066):1660–1662

Kaper JB (1996) Defining EPEC. Rev Microbiol Sao Paulo 27 (Suppl):130–133

Kaplan BS (1998) Siga toxin-induced tubular injury in hemolytic-uremic syndrome. Kidney Int 54:648–649

Karch H, Strockbine NA, O'Brien AD (1986) Growth of Escherichia Coli in the presence of thimethoprim-sulfamethoxazole facilitates detection of Shigal-like toxin producing strains by colony blot assay. FEMS Microbiol Lett 35:141–145

Karpman D, Hakansson A, Perez MT, Isaksson C, Carlemalm E, Caprioli A, Svanborg C (1998) Apoptosis of renal cortical cells in the hemolytic-uremic syndrome: in vivo and in vitro studies. Infect Immun 66:636–644

Kimmit PT, Harwood CR, Baraer MR (1999) Induction of type 2 shiga toxin synthesis in Escherichia coli O157 by 4-quinolones. Lancet 353:1588–1589

Matushiro A, Sato K, Miyamoto H, Yamamura T, Honda T (1999) Induction of prophages of enterohemorrhagic Escherichia coli O157:H7 with Norfloxacin. J Bacteriol 181:2257–2260

Morabito S, Karch H, Mariani-Kurkdjian P, Schmidt H, Minelli F, Bingen E, Caprioli A (1998) Enteroaggregative, Shiga toxin-producing Escherichia coli O111:H2 associated with an outbreak of hemolytic-uremic syndrome. J Clin Microbiol 36(3):840–842

Nataro JP, Kaper JB (1998) Diarrheagenic Escherichia coli. Clin Microbiol Rev 11(1):142–201

Perna NT, Mayhew GF, Posfai G, Elliott S, Donnenberg MS, Kaper JB, Blattner FR (1998) Molecular evolution of a pathogenicity island from enterohemorrhagic Escherichia coli O157:H7. Infect Immun 66:3810–3817

Schmidt H, Knop C, Franke S, Aleksic H, Heesemann J, Karch H (1995) Development of PCR for screening of enteroaggregative Escherichia coli. J Clin Microbiol 33:701–705

Sikma TK, Kalk KH, van Zanten BA, Dauter Z, Kingma J, Witholt B, Hol WG (1993) Refined structure of Escherichia coli heat-labile enterotoxin, a close relative of cholera toxin. J Mol Biol 230:890–918

Sonnenborn U, Greinwald R (1990) Escherichia coli im menschlichen Darm: nützlich, schädlich oder unbedeutend? Dtsch Med Wschr 115:906–912

Sperandio V, Kaper JB, Bortolini MR, Neves BC, Keller R, Trabulsi LR (1998) Characterization of the locus of enterocyte effacement (LEE) in different enteropathogenic Escherichia coli (EPEC) and Shiga-toxin producing Escherichia coli (STEC) serotypes. FEMS Microbiol Lett 164:133–139

Steiner TS, Lima AA, Nataro JP, Guerrant RL (1998) Enteroaggregative Escherichia coli produce intestinal inflammation and growth impairment and cause interleukin-8 release from intestinal epithelial cells. J Infect Dis 177(1):88–96

Taguchi T, Uchida H, Kiyokawa N, Mori T, Sato N, Horie H, Takeda T, Fujimoto J (1998) Verotoxins induce apoptosis in human renal tubular epithelium derived cells. Kidney Int 53:1681–1688

Te Loo DM, Monnens LAH, van der Velden TJAN et al. (2000) Binding und transfer of verocytotoxin by polymorphonuclear leukocytes in hemolytic uremic syndrome. Blood 95(11):3396–3402

van de Kar NC, Monnens LA, Karmali MA, van Hinsbergh VW (1992) Tumor necrosis factor and interleukin-1 induce expression of the verocytotoxin receptor globotri-aosylceramide on human endothelial cells: implications for the pathogenesis of the hemolytic uremic syndrome. Blood 80:2755–2764

Wieler LH, McDaniel TK, Whittam TS, Kaper JB (1997) Insertion site of the locus of enterocyte effacement in enteropathogenic and enterohemorrhagic Escherichia coli differs in relation to the clonal phylogeny of the strains. FEMS Microbiol Lett 156: 49–53

Wong CS, Jelacic S, Habeeb R, Watkins S, Tarr PI (2000) The risk of the hemolytic-uremic syndrome after antibiotic treatment of Escherichia coli O157:H7 infection. N Engl J Med 342(26):1930

Wulffen H von, Rüssmann H, Karch H, Meyer T, Bitzan M, Kohrt TC, Aleksic S (1989) Verotoxin-producing Escherichia coli O2:H5 isolated from patients with ulcerative colitis. Lancet 24:1449

Yamamoto T, Echeverria P, Yokota T (1992) Drug resistance and adherence to human intestines of enteroaggregative Escherichia coli. J Infect Dis 165 :744–749

KAPITEL 14

Mykosen des Gastrointestinaltraktes

H. R. BRODT

Invasive Pilzinfektionen des Gastrointestinaltraktes sind ohne prädisponierende Faktoren, d. h. auch in der Regel ohne nachweisbare Grunderkrankungen, eine Rarität innerhalb der Infektionsmedizin. Vor allem aber, wenn die immunologische Abwehr gegen Pilzerreger gestört ist, ist sehr schnell auch mit einer gastrointestinalen Beteiligung bei einer invasiven, zumeist als Systemerkrankung auftretenden Mykose, zu rechnen. Die immunologische Kompetenz des Menschen gegenüber Pilzinfektionen besteht aus mehreren Komponenten, die jedoch in unterschiedlichem Ausmaß zur Abwehr der jeweiligen Pilzerreger beitragen: So ist die spezifische T-Zell-vermittelte Immunität wesentlich für die Abwehr von Hefepilzinfektionen erforderlich, während auf der anderen Seite bei der Abwehr von Schimmelpilzinfektionen in erster Linie vermutlich die unspezifische zelluläre Antwort durch Granulozyten eine entscheidende Rolle spielt. Darüber hinaus kann an der Immunantwort auf Pilzerreger auch das humorale Immunsystem und die direkte Abwehr durch lysosomale Enzyme oder reaktive Sauerstoffspezies beteiligt sein. Erfahrungsgemäß ist z. B. bei Patienten mit HIV-Infektion und AIDS bereits sehr früh mit z. B. einem Soor zu rechnen und ab einem T-Zelldefekt mit weniger als 200–250 CD4-Zellen/µl auch mit einer Soorösophagitis, nicht hingegen jedoch mit einer Aspergillusinfektion. Auf der anderen Seite ist bei einer Leukopenie von <500 Granulozyten/|µl als Folge einer Erkrankung oder einer Therapie, die über mehr als 2 Wochen andauert, zunehmend mit Schimmelpilzinfektionen zu rechnen (s. folgende Übersicht). Diese Erfahrungen und Erkenntnisse werden vor allem zur nachweislich wirksamen Prävention von Pilzinfektionen bei abwehrgeschwächten Patienten eingesetzt, für die es von den jeweiligen Fachgesellschaften national und international vielfältige Therapie- und Prophylaxeempfehlungen gibt.

**Prädisponierende Störungen im Abwehrsystem
und zugehörige Mykosen**

▶ Granulozyten
  – Systemische Kandidainfektion
  – Aspergillose
  – Mukormykose
▶ T-Lymphozyten
  – Mukokutane Kandidainfektion
  – Kryptokokkose
  – Histoplasmose
  – Blastomykose
  – Kokzidioidomykose

Dieser Zahl vergleichbar geringer Systemmykosen mit gastrointestinaler Beteiligung bei zumeist schwerstkranken Patienten im Krankenhaus stehen die so genannten Darmmykosen gegenüber, die vorwiegend im ambulanten Bereich bei Patienten und ihren Behandlern eine Rolle spielen. Hierzu gehören auf der Seite der Diagnostik zunächst eine Vielzahl unterschiedlicher Test- und Nachweismethoden, die in ihrer Mehrzahl nicht evaluiert sind und deren Bedeutung deshalb noch weitgehend unklar ist. Ihr vielfältiger Einsatz ist dennoch nicht überraschend, da ein zumeist positiver Befund alle Behandlungsmöglichkeiten offen lässt, die offensichtlich nicht selten genutzt werden.

Spross- oder Hefepilze, bevorzugt Candida albicans, gehören zur Normalflora des Menschen und man kann diese Pilze bei der Untersuchung von gesunden Probanden in mindestens 60–70% mühelos nachweisen. Zwar nimmt die durchschnittlich nachweisbare Zahl der Hefen von kranial nach kaudal ab, jedoch lassen sich auch aus dem Stuhl nahezu regelmäßig Sprosspilze isolieren, deren Zahl bei Durchfall, einseitiger Ernährung oder Antibiotikaeinnahme erheblich variieren kann. Bis heute konnte allerdings noch nicht nachgewiesen werden, dass eine hohe Zahl von Sprosspilzen im Darm ursächlich für Diarrhöen verantwortlich ist.

Mit Ausnahme des Nachweises einiger seltener, in der Regel tropischer Pilze oder bei dem Nachweis von Pilzen aus primär sterilem Gewebe oder Blut muss deshalb zur Abklärung einer behandlungsbedürftigen Mykose geprüft werden, ob es sich um eine

- Kontamination oder Kolonisation,
- Kolonisation oder Invasion,
- Invasion oder Infektion und
- Infektion oder Erkrankung
  handelt.

Weiterhin ist ohne Nachweis eines Erregers selbstverständlich bedeutsam, in welcher Häufigkeit und unter welchen Bedingungen Pilzerreger zu erwarten sind und dies ist insbesondere bei gastroenterologischen Erkrankungen in die differentialdiagnostischen Überlegungen mit einzubeziehen. Für die meisten Erreger existieren hierzu allerdings ausschließlich Angaben in Relation zur Grunderkrankung der Patienten, sodass im Rahmen dieser Zusammenfassung dies nur qualitativ dargestellt wird (s. folgende Übersicht):

Häufigkeit relevanter Mykosen in der Inneren Medizin

▶ Häufig
  - Kandidainfektionen
  - Kryptokokkusinfektionen
  - Aspergillusinfektionen
▶ Selten
  - Mukormykose
  - Fusariose
  - Penicillinose
  - Phäohyphomykose
  - Trichosporonose
  - Pseudallescheriose
▶ Sehr selten: Importinfektionen wie
  - Histoplasmose
  - Penicillium-marneffei-Infektionen
  - Kokkidioidomykose

Auch über Art und Umfang der jeweiligen erregerspezifischen Erkrankung existieren in der Regel entweder nur regionale Untersuchungen oder ebenfalls nur verlässliche Auswertungen bestimmter Patientenkollektive. Wie aus Tabelle 14.1 allerdings ersichtlich, lässt sich der überwiegende Teil von unterschiedlichen Mykosen, die den Gastrointestinaltrakt betref-

Tabelle 14.1. Manifestation wesentlicher Pilzerkrankungen unter besonderer Berücksichtigung des Gastrointestinaltraktes

Erkrankung	Hauptmanifestation	Art der GI-Beteiligung
Aspergillose	Lunge	Systemisch (GI-Trakt)
Blastomykose	Lunge, Haut	Systemisch (GI-Trakt)
Kandidiasis	Mukokutan	Regelmäßig GI-Trakt
Kokkidioidomykosea	Lunge, ZNS	GI-Trakt-Rarität
Kryptokokkose	Lunge, ZNS	GI-Trakt-Rarität
Histoplasmose	Lunge, Perikard	Systemisch (GI-Trakt)
Parakokkidiomykose	Mukosa, Lungee	GI-Trakt-Rarität
Sporotrichose	Kutan, Lunge	GI-Trakt-Rarität
Zygomykose	Lunge, rhinozerebral	Systemisch (GI-Trakt)

fen können, auf Systemmykosen zurückführen, für die in der Mehrzahl der Gastrointestinaltrakt nicht die Haupteintrittspforte für die invasive Pilzinfektion darstellt.

Aus einer Arbeit an der Unversitätsklinik Frankfurt von Groll et al. 1996, die anhand von Obduktionsbefunden über einen Zeitraum von 15 Jahren vor allem die Manifestationsorte von invasiven Kandida- und Aspergillusinfektionen untersuchte, zeigt sich ebenfalls, dass trotz häufig vorkommender disseminierter Infektionen, eine Beteiligung des GI-Traktes vor allem bei Aspergillusinfektionen nur selten nachweisbar ist (Tabellen 14.2 und 14.3).

Tabelle 14.2. Organbeteiligungen bei 119 obduzierten Patienten mit invasiver Aspergillusinfektion. (Aus: Groll AH, Shah PM et al. (1996) Post mortem epidemiology of invasive fungal infections at a university hospital (1978–92). J Infect 33:23–32

Organ	[%]
Einzelorgane	46 (47)
Lunge	49 (41)
Untere AW	5 (4)
ZNS	2 (2)
Disseminiert	63 (53)
Lunge	58 (92)
ZNS	26 (41)
Niere	22 (35)
Herz	18 (29)
GIT	11 (17)
Milz	6 (10)
Leber	4 (4)

Tabelle 14.3. Organbeteiligungen bei 129 obduzierten Patienten mit invasiver Kandidainfektion. (Aus: Groll AH, Shah PM et al. (1996) Post mortem epidemiology of invasive fungal infections at a university hospital (1978–92). J Infect 33:23–32

Organ	[%]
Einzelorgane	63 (49)
GIT[a]	29 (22)
Lunge	22 (17)
Niere	4 (3)
Obere AW	3 (2)
Herz	3 (2)
Leber/Milz	2 (2)
Disseminiert	66 (51)
GIT[b]	44 (67)
Lunge	40 (61)
Niere	28 (42)
Leber	22 (33)
Herz	20 (30)
Milz	13 (20)
ZNS	11 (17

[a] Ösophagus mit n=29; [b] Ösophagus mit n=24.

Auch bei Sprosspilzinfektionen ist die hohe Anzahl der invasiven gastrointestinalen Manifestationen auf eine überwiegend im oberen GI-Trakt (bevorzugt Ösophagus) lokalisierte Infektion zurückzuführen. Die Abb. 14.1 und 14.2 zeigen für die jeweiligen Erreger deshalb auch die we-

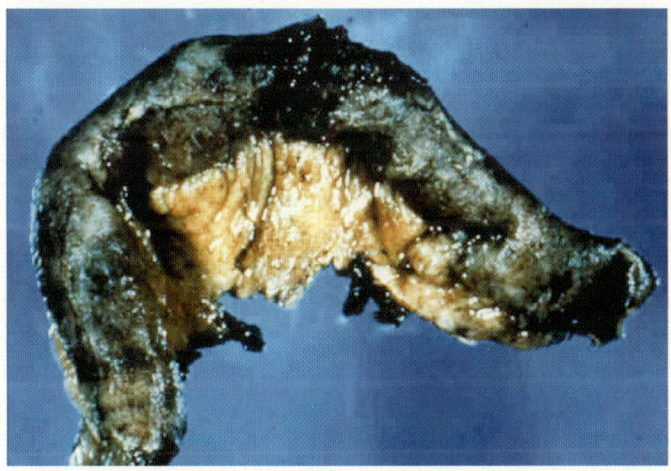

Abb. 14.1. Septische Embolie mit Darmnekrose bei Mukorembolie

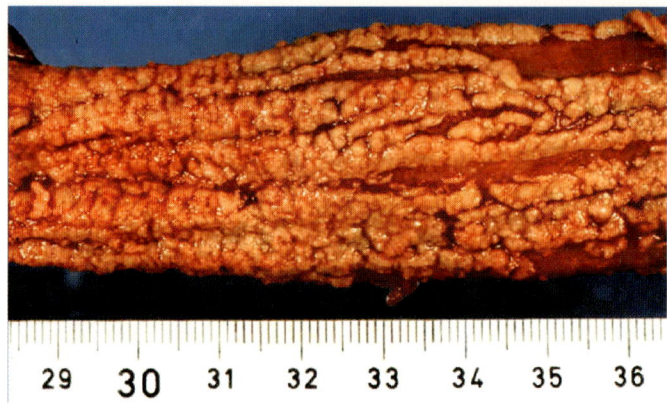

Abb. 14.2. Schwere Soorösophagitis bei einem Patienten mit akuter myeloischer Leukämie

sentlichsten am GI-Trakt zu erwartenden Befunde, die bei Schimmelpilzen wie Mukor z. B. nur mittelbar über eine Embolie bei Endokarditis zu einer Darmbeteiligung führt, während die Soorösophagitis eine Folge der Kolonisation bei gestörter Immunabwehr ist.

Kandidainfektionen – Die gastrointestinalen Problemmykosen

Aus den vorangehend dargestellten Erkenntnissen und Untersuchungen lässt sich ableiten, dass mit Ausnahme weniger anderer Pilzerkrankungen die Sprosspilze Kandidaspezies die wesentlichen Erreger von Mykosen des GI-Traktes sind. Immer muss mit einer besonderen Häufung von Kandidainfektionen gerechnet werden, wenn eines oder mehrere der in der folgenden Übersicht dargestellten Kriterien erfüllt sind.

Voraussetzung für eine invasive Kandidainfektion ist in aller Regel eine Kolonisation mit entsprechenden Erregern, die allerdings auch nosokomial erfolgen kann. Da Kandidaspezies sich im Verdauungstrakt von nahezu allen Warmblütlern nachweisen lassen, muss zum Nachweis einer nosokomialen Infektion vorausgehend der Nachweis von negativen Stuhlkulturen erbracht worden sein. Mit einer klinischen Untersuchung konnte unter diesen Kriterien Rangel-Frauso belegen, dass bei ca. 50% von chirurgischen Patienten und bei ca. 30% der Neugeborenen einer ICU nosokomiale Kandidakolonisationen vorlagen (Rangel-Frausto et al. 1999).

Risikofaktoren für eine Kandidainfektion des Gastrointestinaltraktes

► Immunsuppressive Therapie
► Angeborene oder erworbene Immunschwäche
► Langfristige Antibiotikatherapie
► Stoffwechselerkrankungen (vor allem Diabetes mellitus)
► Maligne Tumoren, hämatologische Neoplasien
► Kortikosteroidtherapie
► Zentrale Katheter und anderes Fremdmaterial
► Hochkalorische parenterale Ernährung
► Operationen, vor allem abdominelle Eingriffe
► Verbrennungen
► Durchbrechung der Haut- und Schleimhautbarriere
► Gewebsschädigungen durch bakterielle und virale Infektion sowie
► Nierenversagen

Entsprechend der allgemeinen Definition einer Kolonisation: Vorhandensein von Mikroorganismen ohne Symptome und pathologische Befunde wird die Kandidakolonisation speziell durch den kulturellen Nachweis von Kandidaspezies von Körperoberflächen ohne Hinweis auf eine Er-

Stadieneinteilung der Kandidainfektionen mit Virulenzfaktoren

► Stadium I: Adhäsion und Kolonisation von Epithelien
► Stadium II: Epithelpenetration
► Stadium III: Gefäßinvasion und Dissemination
► Stadium IV: Endotheladhäsion + Gewebepenetration

Beteiligte Virulenzfaktoren

► Adhäsine
► Hydrophobizität
► Hyphenbildung
► lytische Enzyme
► Thigmotropismus
► molekulares Mimikry
► Generationszeiten
► Geringe Nähstoffansprüche

krankung definiert. Wenn aufgrund unterschiedlicher Störungen der lokalen und/oder systemischen zumeist T-zellvermittelten Abwehr die Kolonisation in eine Infektion und Erkrankung übergeht, lassen sich hierbei
unterschiedliche Stadien charakterisieren, wie sie in der vorhergehenden
Übersicht dargestellt sind.

Am Beispiel von Soor und der Soorösophagitis bei Patienten mit HIV-
Infektion und schwerem systemischen T-Zelldefekt einerseits und Patienten mit vorwiegend lokaler Störung der Immunabwehr durch Steroid-
inhalation andererseits lässt sich zeigen, dass in vielen Fällen sich das
klinische Erscheinungsbild der Kandidainfektionen des oberen Gastrointestinaltraktes mehr oder weniger uniform darstellt und vor allem nur
durch das Ausmaß der entzündlichen weißen Beläge zu unterscheiden ist
(Abb. 14.3 bis 14.5).

Interessanterweise ist auch bei schwerem zellulären Immundefekt
(CD4-Zellen <50/µl) und ausgeprägter Soorösophagitis die Wahrscheinlichkeit einer disseminierten Kandidainfektion immer zu vernachlässi-
gen, wenn nicht gleichzeitig bei den Patienten eine schwere Neutropenie
vorliegt. Alle systemischen, disseminierten Kandidainfektionen sind in
der Regel Fremdkörperinfektionen oder z. B. Folge einer durch Perforation oder chirurgische Manipulation hervorgerufene Aussaat der Erreger
in Form einer Peritonitis.

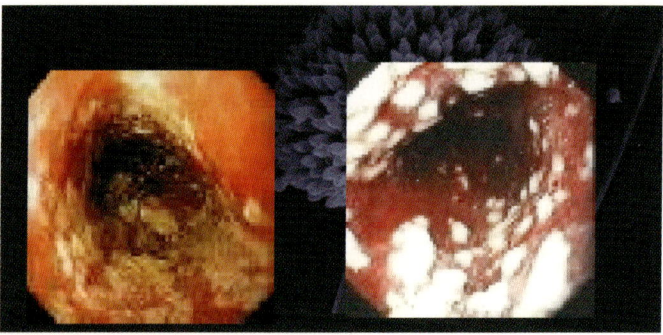

Abb. 14.3. Manifestationen von Kandidainfektionen bei lokaler und systemischer
Störung der T-zellvermittelten Immunabwehr

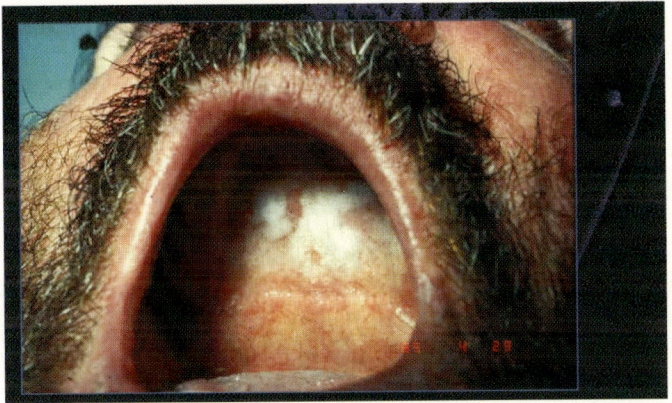

Abb. 14.4. Manifestationen von Soor bei lokaler und systemischer Störung der T-zell-vermittelten Immunabwehr

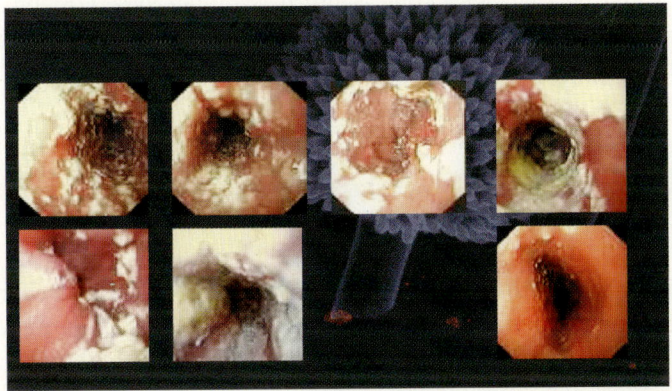

Abb. 14.5. Manifestationen von Soor-Ösophagitis bei lokaler und systemischer Störung der T-zellvermittelten Immunabwehr

Pathogenität – Diagnostik, Resistenz und Therapie

Die Diagnostik bzw. der Nachweis von Candida spp. bereitet mit den modernen kulturellen Methoden in der Regel dem Mikrobiologen keine Schwierigkeiten, wenn eine Pilzuntersuchung angefordert wird. Während der Nachweis aus sterilem Gewebe in der Regel eine Invasion anzeigt und dementsprechend behandlungsbedürftig ist (cave: Kontamination!) bereitet jedoch die Interpretation eines kulturellen Nachweises aus nichtsterilem Gewebe (Stuhl, Abstrich etc.) wesentlich mehr Schwierigkeiten. Um eine Infektion von einer Kolonisation zu unterscheiden, sollte deshalb – wenn keine histologische Untersuchung möglich ist – die Keimmenge bestimmt werden, um eine rationale Therapieentscheidung treffen zu können. Hierbei ist selbstverständlich zusätzlich von Bedeutung, ob Kandida neben anderen Erregern der wesentlich nachweisbare Erreger (Leitkeim) ist. Da sich bei ca. 60% beschwerdefreier Menschen Pilze (insbesondere Candida albicans) im Darm nachweisen lassen, wird eine Behandlung nämlich erst bei Nachweis einer deutlich erhöhten Erregermenge erwogen. In der Mikrobiologie sind deshalb bei Stuhluntersuchungen die folgenden semiquantitativen Bestimmungen üblich:

- Candida albicans
  - <3 Mio KbE/g Stuhl[1]: Normalbefund
  - 3–6 Mio KbE/g Stuhl: Grenzbereich
  - >3 Mio KbE/g Stuhl: Erhöht

Erst bei einem erhöhten Keimnachweis ist in der Regel eine Behandlung zu erwägen. Für den gesamten Gastrointestinaltrakt stehen neben den einfachen, aber oft schwierig zu interpretierenden Stuhluntersuchungen, weitere Untersuchungsmethoden zur Verfügung, wie sie in den beiden folgenden Übersichten dargestellt sind. Besonderer Bedeutung kommt hierbei der Untersuchung des Soors durch ein Mund- oder Rachenspülwasser zu, da hiermit neben der Differenzierung der Erreger ebenfalls eine semiquantitative Bestimmung der Erregerzahl möglich ist.

---

[1] KbE/g Stuhl = Koloniebildende Einheiten pro Gramm Stuhl)

Methoden zum Nachweis behandlungsbedürftiger Kandidainfektionen

► Mundhöhle
  - Rachenspülwasser[1]
  - Abstrich
► Ösophagus
  - Bürstenabstrich[2]
  - Biopsie[3]
► Magen und Duodenum
  - Magensaftaspiration[4]
  - Biopsie[5]
► Dünndarm
  - Dünndarmsaftaspiration[6]
► Dickdarm
  - Stuhl[7]
  - Biopsie[8]

Mund- oder Rachenspülwasser
Einfache, nichtinvasive Methode zur quantitativen Charakterisierung einer oropharyngealen Candidainfektion

► Prozedere:
  - Mund- und Rachenraum mit klarem Wasser spülen, danach
  - mit 5 oder 10ml NaCl spülen (30 s)
  - 0,1 und 0,01ml 2–3 Tage bei 37 °C inkubieren
  - Quantifizieren, Isolieren, Identifizieren
► Beurteilung der Keimzahl (KbE):
  - 10^2 wenig
  - 10^3 mittel
  - 10^4 viel
  - 10^5 sehr viel

---

[1] Grampräparat und quant. Kultur möglich
[2] Grampräparat + Kultur
[3] Histologie + Kultur
[4] Grampräparat und quant. Kultur möglich
[5] Histologie + Kultur
[6] Grampräparat und quant. Kultur möglich
[7] Grampräparat und quant. Kultur möglich
[8] Histologie + Kultur

Die Indikation zur Therapie und die Auswahl der Therapeutika unter den zur Verfügung stehenden Antimykotika hängt nicht zuletzt auch von der Pathogenität und der Resistenz gegen Antimykotika der nachgewiesenen Erreger ab. So hat Candida albicans unter allen Candida spp. eine vergleichbar hohe Pathogenität, jedoch ohne Vorbehandlung auch eine sehr geringe Azolresistenz. Candida tropicalis ist ebenfalls mit einer relativ hohen Pathogenität behaftet bei unterschiedlicher Azolresistenz der Wildstämme. Die so genannten Non-albicans-Spezies von Kandida wie (C. glabrata und C. krusei) haben dagegen eine vergleichbar geringe Pathogenität, sind jedoch in aller Regel resistent gegenüber Azolen.

Das Resistenzmuster verschiedener Candida spp. (Wildstämme) gegenüber Azolen, Amphotericin B und Flucytosin zeigt Tabelle 14.4. Vor allem aber bei vorbehandelten Patienten und bei Therapieversagen ist auch bei primär sensiblen Candida spp. immer mit einer Resistenz zu rechnen.

Wie die nachfolgende Zusammenstellung von Studien über Behandlungserfolge bei Soor- und Soorösophagitis bei AIDS-Patienten zeigt (Tabelle 14.5), kann mit unterschiedlichen Azolderivaten vielfach ein deutlicher klinischer Erfolg erzielt werden, der jedoch meist nicht dem mykologischen Erfolg entspricht. Dies liegt zum einen sicher darin begründet, dass die vielfach gewählten Dosierungen aus historischen Gründen noch nicht optimal waren, aber auch zum anderen an der fehlenden Therapierbarkeit der Grunderkrankung zum Zeitpunkt der Studien. Entsprechend schnell ist deshalb auch in den meisten Fällen mit einer Reziverkrankung zu rechnen, die ohne eine Verbesserung der immunologischen Ausgangssituation entweder eine intermittierende Therapie oder eine Dauerprophylaxe mit Antimykotika notwendig macht. Unter diesen Bedingungen aber kommt es regelhaft einerseits zu einer Selektion resistenter Wildstämme oder einer Resistenzentwicklung der ursprünglich therapierten Kandidastämme.

Tabelle 14.4. Resistenzverhalten von unterschiedlichen Kandidaspezies (Wildstämme). British Society of Antimicrobial Cheomotherapy Working Party (1994)

Candida spp.	Amphothericin B	5FC	Fluconazol	Itrakonazol
C. albicans	+	+	+	+
C. glabrata	+	+	–	–
C. krusei	+	+	–	+/–
C. lusitaniae	–	+	+	+

Tabelle 14.5. Klinische Studien zur Wirksamkeit (Erfolg und Rezidivrate) unterschiedlicher Azole bei Soor und HIV-Infektion

Medikament	Dosis [mg/d]	Klinischer Erfolg [%]	Mykolog. Erfolg [%]	Rezidivrate	Literatur
Fluconazole	100	100 (n=16)	75	60% am Tag 42	Koletar et al.
Fluconazole	100	98 (n=152)	65	34% am Tag 42	Pons et al.
Fluconazole	50	100 (n=17)	87	46% am Tag 30	DeWit et al.
Fluconazole	200	42 (n=38)	n.u.	62%	Barchiesi et al.
Clotrimazole	10 (5×)	94 (n=136)	48	40% am Tag 42	Pons et al.
Clotrimazole	10 (5×)	65 (n=17)	20	14% am Tag 42	Koletar et al.
Ketoconazole	200	75 (n=16)	69	11% am Tag 30	DeWit et al.
Ketoconazole	200	93 (n=40)	73	>80% am Tag 90	Smith et al.
Ketoconazole	200	60 (n=52)	62	80% am Tag 60	De Repentigny
Ketoconazole	400	34 (n=39)	n.u.	22%	Barchiesi et al.
Itraconazole	200	71 (n=46)	63	80% am Tag 60	De Repentigny
Itraconazole	200	93 (n=46)	72	>80% am Tag 90	Smith et al.

Kandidasyndrom, chronische Kandidiasis und „Yeast-Connection"

Unter den Begriffen Kandidasyndrom und chronische Candidiasis oder auch dem Schimmelpilzproblem werden eine Reihe unterschiedlicher Syndrome und Erkrankungen nicht nur in der Laienpresse zusammengefasst, die nicht selten von den Patienten selbst in einer gastroenterologischen Sprechstunde zur Sprache gebracht werden. Diese so genannten Erkrankungen und Syndrome, die an keiner Stelle bisher klar definiert wurden, werden nicht selten auch mit den Begriffen wie

- chronische Kandidiasis,
- Kandida-Hypersensitivitäts-Syndrom,
- „Candida related complex" oder auch
- „Chronic Fatigue Syndrome"
  bezeichnet.

Gemeinsam ist allen diesen Syndromen, dass trotz vieler Publikationen diese noch zu keinem Zeitpunkt einem „peer review" unterzogen wurden, die zum Beweis angegebenen Patientendaten lediglich aus historischen Untersuchungen zitiert werden, die Daten nicht reproduzierbar sind und zumeist keine Definition des Syndroms vorliegt. Der einfache und vielfach

auch bei Gesunden mögliche Nachweis von Pilzen aus dem Gastrointestinaltrakt erfolgt hierbei einerseits mit zum Teil obskuren, aber teuren
Methoden, wie er im zweiten Schritt gleichzeitig für eine Diagnose und
nicht weniger teure Diät oder Pilztherapie genutzt wird.

Im günstigsten Fall werden Kandidainfektion für Mundgeruch, Magen-
geschwüre, Durchfall und analen Juckreiz verantwortlich gemacht, im
ungünstigen Fall müssen Schimmelpilze als Verursacher von Colitis ulcerosa oder Morbus Crohn herhalten und können mit solchem Unsinn
wirksame Therapien verhindern. Die Verbreitung dieser Thesen, auch
durch Mediziner, hat eine Reihe von zum Teil gewünschten Folgen, die
diesen eine lange Lebensdauer verspricht: Führen sie doch zu einer Fixierung des Patienten an den Arzt; zu einer Fixierung des Patienten an den
Apotheker; zu einer teuren und immer wiederholbaren Labordiagnostik,
zu einer langdauernde Nystatin- bzw. Antimykotikatherapie, zu teuren
Diäten und nicht zuletzt zu hohen Buchauflagen.

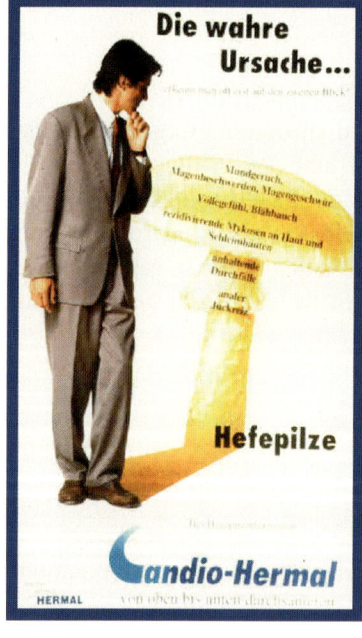

Abb. 14.6

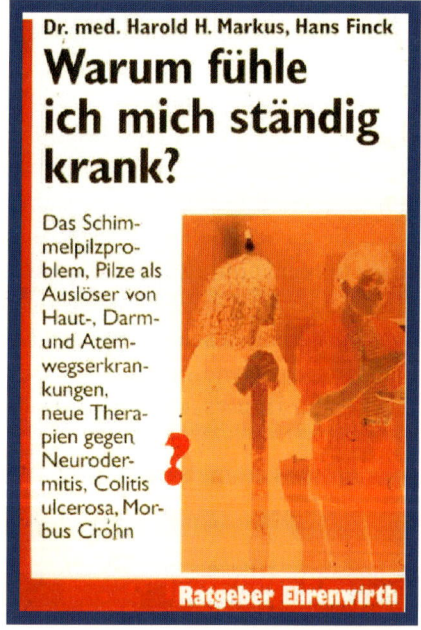

Abb. 14.7

Schlussbemerkungen

Abschließend bleibt zur Vertiefung des dargestellten Themas und als Ersatz für eine lange Literaturliste eine Internetadresse, die sich mit Pilzinfektion beschäftigt unter vielen zu loben, in der wesentliche, wenn auch nicht alle hier zitierten Arbeiten zu finden sind und die einen wissenschaftlich fundierten Überblick über die mikrobiologischen und infektiologischen Grundlagen des Themas gibt: *http://www.doctorfungus.org*

Sachverzeichnis

Druck: Mercedes-Druck, Berlin
Verarbeitung: Buchbinderei Lüderitz & Bauer, Berlin